uicc 国际抗癌联盟
global cancer control

TNM
Classification of Malignant Tumours
Seventh Edition

恶性肿瘤 TNM 分期
第 7 版

〔美〕莱斯利·索宾
〔加〕玛丽·高斯伯德罗维兹　主编
〔德〕克里斯坦·维特金德

周清华　孙燕　主译

U0339246

天津科技翻译出版公司

著作权合同登记号:图字 02 - 2010 - 187

图书在版编目(CIP)数据

恶性肿瘤 TNM 分期／(美)索宾(Sobin,L. H.),(加)高斯伯
德罗维兹(Gospodarowicz, M. K.),(德)维特金德(Wittekind,
C.)主编;周清华等译. —天津:天津科技翻译出版公司,2012.7
书名原文:TNM Classification of Malignant Tumours
ISBN 978 - 7 - 5433 - 3037 - 5

Ⅰ.①恶… Ⅱ.①索… ②高… ③维… ④周… Ⅲ.①癌 - 分
期 - 图谱 Ⅳ.①R73 - 64

中国版本图书馆 CIP 数据核字(2012)第 110780 号

授权单位:John Wiley & Sons Limited.
出　　版:天津科技翻译出版公司
出 版 人:刘 庆
地　　址:天津市南开区白堤路 244 号
邮政编码:300192
电　　话:022 - 87894896
传　　真:022 - 87895650
网　　址:www. tsttpc. com
印　　刷:高教社(天津)印务有限公司
发　　行:全国新华书店
版本记录:787 × 1092　32 开本　10.25 印张　150 千字
　　　　　　2012 年 7 月第 1 版　2012 年 7 月第 1 次印刷
　　　　　　定价:38.00 元

(如有印装问题,可与出版社调换)

译者名单

主　译　周清华　天津医科大学总医院
　　　　孙　燕　中国医学科学院肿瘤医院

译　者（按姓氏汉语拼音排序）
　　　　邓　益　四川大学华西医院
　　　　樊　英　中国医学科学院肿瘤医院
　　　　弓　磊　天津医科大学总医院
　　　　郭善娴　四川大学华西医院
　　　　李　楠　中国医学科学院肿瘤医院
　　　　李树婷　中国医学科学院肿瘤医院
　　　　李志刚　天津医科大学总医院
　　　　连林娟　天津医科大学总医院
　　　　罗　蒙　天津医科大学总医院
　　　　马建辉　中国医学科学院肿瘤医院
　　　　潘　理　天津医科大学总医院
　　　　邱小明　天津医科大学总医院
　　　　孙　燕　中国医学科学院肿瘤医院
　　　　孙琳琳　天津医科大学总医院
　　　　韦　森　天津医科大学总医院

寻广苏　天津医科大学总医院

杨　晟　中国医学科学院肿瘤医院

杨建良　中国医学科学院肿瘤医院

张　霞　天津医科大学总医院

张琳琳　天津医科大学总医院

赵荣志　天津医科大学总医院

钟殿胜　天津医科大学总医院

周清华　天津医科大学总医院

编者名单

基本原则	L. H. Sobin, J. Brierley, M. K. Gospodarowicz, B. O'Sullivan
头颈部肿瘤	B. O'Sullivan
甲状腺癌	J. Brierley
上消化道肿瘤	Ch. Wittekind, S. Yamasaki
下消化道肿瘤	L. H. Sobin, J. Brierley
肺癌	P. Goldstraw, P. Groome
骨和软组织肿瘤	B. O'Sullivan
皮肤肿瘤	F. L. Greene
乳腺癌	F. L. Greene
妇科肿瘤	F. Odicino
泌尿系统肿瘤	M. K. Gospodarowicz
眼部肿瘤	Ch. Wittekind
恶性淋巴瘤	M. K. Gospodarowicz

UICC TNM 专家组成员,见 http://www.uicc.org。

中文版前言

国际抗癌联盟发布的第 7 版《恶性肿瘤 TNM 分期》由美国专家莱斯利·索宾、加拿大专家玛丽·高斯伯德罗维兹和德国专家克里斯坦·维特金德主编，国际抗癌联盟成员参与编写，并得到美国疾病预防控制中心、国际妇产科学联盟、国际肺癌研究学会和世界卫生组织的大力支持。来自澳大利亚、新西兰、奥地利、德国、瑞士、比利时、巴西国家 TNM 分期委员会，加拿大国家分期顾问委员会，意大利预后系统委员会，日本联合委员会，拉丁美洲与加勒比海皇家拉丁美洲肿瘤分期委员会，美国癌症联合委员会，波兰、新加坡、西班牙和英国国家分期委员会的专家们参与了分期的制定。

第 7 版《恶性肿瘤 TNM 分期》包含了 56 种恶性实体肿瘤的 TNM 分期，与第 6 版《恶性肿瘤 TNM 分期》相比，多数肿瘤的 TNM 分期没有作大的修改和变动。但是，对食管癌、食管胃交界处癌、胃癌、肺癌、阑尾癌、胆管癌、皮肤癌和前列腺癌的 TNM 分期进行了较大的修改。第 7 版《恶性肿瘤 TNM 分期》还新增加了胃肠道类癌、胃肠道间质瘤、上呼吸消化道黏膜黑色素瘤、默克尔细胞癌、子宫肉瘤、肝内胆管癌和肾上腺皮质癌的 TNM 分期。此外，对食管癌和前列腺癌进行了分期亚组和预后亚组的分类，并把分期亚组和预后亚组分开。

在天津科技翻译出版公司的大力支持下，来自天津医科大学总医院、中国医学科学院肿瘤医院和四川大学华西医院的 20 多位临床肿瘤学专家翻译了本书，其目的是帮助我国广大临床肿瘤学专家和学者及时了解和掌握国际恶性肿瘤 TNM 分期的原则、方法及标准，规范我国恶性肿瘤的 TNM 分期及临床治疗，并为我国的恶性肿瘤 TNM 分期与国际接轨略尽绵薄之力。

由于译者、校者的水平和能力所限，译文中疏漏失当之处在所难免，尚祈读者不吝指正。

2012 年 3 月

前　言

在第 7 版《恶性肿瘤 TNM 分期》中许多肿瘤部位与第 6 版保持一致[1]。但是也新增加了一些肿瘤病变和解剖部位，并对一些肿瘤进行了修订，修订原则是尽量保持与以往 TNM 分期版本的连续性。修订内容和新增加内容反映了有关预后以及用于评估预后的新技术方面的新进展[2]。一些修订曾被放在《TNM 分期补充材料》中[3]，现在将其应用到这一版本的 TNM 分期中。

与上一版相比，该版本修改较多的地方包括：食管癌、食管胃交界处癌、胃癌、肺癌、阑尾癌、胆管癌、皮肤癌和前列腺癌。新增加的肿瘤分期包括：胃肠道类癌（神经内分泌肿瘤）、胃肠道间质瘤、上呼吸消化道黏膜黑色素瘤、默克尔细胞癌、子宫肉瘤、肝内胆管癌和肾上腺皮质癌。

已采用一种新的方法来区分分期与预后分组，并将其他一些预后因素应用到 T、N 和 M 分期。这种新的预后分组已被应用于食管癌和前列腺癌分期。

除了上面提到的把分期和预后分组应用到肿瘤 TNM 分期外，国际抗癌联盟（UICC）的《恶性肿瘤 TNM 分期》与美国癌症联合委员会出版的相同[4]。这是在"只有一个标准"的宗旨下获得的结果，是所有 TNM 分期委员会成员通力协作才达成的一致性。

第 6 版与第 7 版之间的变化用黑条在正文左侧标

注。为了避免概念混淆,建议读者阅读参考文献原文。

在国际互联网 TNM 主页上可见有关 TNM 的常见问题解答(FAQ)和评论,网址是:http://www.uicc.org。

国际抗癌联盟 TNM 预后因素项目建立了一个机制以便评价和改进《恶性肿瘤 TNM 分期》。这种措施的目的是继续进行两个方面的工作:①咨询和采纳专家的意见;②定期检索与 TNM 分期有关的文献。UICC 分期专家组成员和 TNM 预后因素项目委员会的专家再对专家意见和文献检索结果进行评价。各国的 TNM 分期委员会,包括美国癌症联合委员会,均参与了这项工作。有关资料可以在国际抗癌联盟的网站上查询,网址是:http://www.uicc.org。

参考文献

[1] International Union Against Cancer (UICC). *TNM Classification of Malignant Tumours*, 6th ed. Sobin LH, Wittekind Ch., eds. New York: Wiley; 2002.

[2] International Union Against Cancer (UICC). *Prognostic Factors in Cancer*, 3rd ed. Gospodarowicz MK, O'Sullivan B, Sobin LH, eds. New York: Wiley; 2006.

[3] International Union Against Cancer (UICC). *TNM Supplement. A Commentary on Uniform Use*, 3rd ed. Wittekind Ch, Henson DE, Hutter RVP, et al., eds. New York; Wiley; 2003.

[4] American Joint Committee on Cancer (AJCC). *Cancer Staging Manual* 7th ed. Edge SB, Byrd DR, Carducci MA, Compton CC, Fritz AG, Greene F, Trotti A. eds. New York: Springer; 2009.

致　谢

编辑部对 TNM 预后因素项目委员会和国家分期委员国际代表，以及列在 xv~xvii 页的国际机构的所有专家及他们做出的贡献深表感谢。

保罗·赫尔曼尼克（Paul Hermanek）教授对本版分期继续给予了鼓励和有价值的评价。

第 7 版《恶性肿瘤 TNM 分期》得以出版是国际抗癌联盟和美国癌症联合委员会秘书处专家大力支持的结果。

该书的出版获得了美国疾病预防控制中心（CDC）科研基金 1U58DP001819–01、HR/CCH 013713 和 HR3/CCH417470 的资助。本书的内容仅是编者的意见，并不代表 CDC 的官方意见。

缩　写

a　　　　　尸体解剖, 第 13 页

c　　　　　临床的, 第 5,7 页

C　　　　　确定性因素, 第 13~14 页

G　　　　　组织病理学分级, 第 12 页

ICD-O　　《国际肿瘤分类》, 第 3 版, 2000

ITC　　　　孤立性肿瘤细胞, 第 10~11 页

L　　　　　淋巴侵袭, 第 13 页

m　　　　　多发性肿瘤, 第 6 页

M　　　　　远处转移

N　　　　　区域淋巴结转移

p　　　　　病理学的, 第 8~9 页

Pn　　　　神经侵袭, 第 13 页

r　　　　　复发性肿瘤, 第 13 页

R　　　　　治疗后残余肿瘤, 第 14~15 页

sn　　　　前哨淋巴结, 第 9~10 页

Stage　　解剖学分期, 第 15 页

T　　　　　原发肿瘤范围

V　　　　　静脉侵袭, 第 13 页

y　　　　　初始多学科治疗后分期, 第 12 页

参与 TNM 分期的机构

CDC	美国疾病预防控制中心
FIGO	国际妇产科学联盟
IASLC	国际肺癌研究学会
WHO	世界卫生组织

国家委员会

澳大利亚和新西兰	国家 TNM 分期委员会
奥地利、德国、瑞士	德语区 TNM 分期委员会
比利时	国家 TNM 分期委员会
巴西	国家 TNM 分期委员会
加拿大	国家分期顾问委员会
印度	国家 TNM 分期委员会
意大利	意大利预后系统项目
日本	日本联合委员会
拉丁美洲与加勒比海	皇家拉丁美洲肿瘤分期委员会
波兰	国家分期委员会
新加坡	国家分期委员会
西班牙	国家分期委员会

南非	国家分期委员会
英国	国家分期委员会
美国	美国癌症联合委员会

国际抗癌联盟 TNM 分期委员会成员

1950 年，国际抗癌联盟成立了肿瘤命名和统计委员会。1954 年，该委员会成为肿瘤临床分期和应用统计委员会。1966 年，被命名为 TNM 分期委员会。考虑到新的预后因素，1994 年，又被命名为 TNM 预后因素项目委员会。2003 年，主要委员会被命名为 TNM 预后因素核心小组。

2009 年国际抗癌联盟 TNM 预后因素核心小组成员名单

Asamura, H.	日本
Brierley, J.	加拿大
Denis, L.	比利时
Gospodarowicz, M.K.	加拿大
Greene, F.L.	美国
Groome, P.	加拿大
Mason, M.	英国
O'Sullivan, B.	加拿大
Odicino, F.	意大利
Sobin, L.H.	美国
Wittekind, Ch.	德国

前任委员会成员名单

Anderson, W.A.D.	美国
Baclesse, F.	法国
Badellino, F.	意大利
Barajas-Vallejo, E.	墨西哥
Benedet, J.L.	加拿大
Benhamou-Borowski, E.	法国
Blinov, N.	俄罗斯
Bucalossi, P.	意大利
Burn, I.	英国
Bush, R.S.	加拿大
Carr, D.T.	美国
Copeland, M.M.	美国
Costachel, O.	罗马尼亚
Delafresnaye, J.	法国
Denoix, P.	法国
Fischer, A.W.	德意志联邦共和国
Fleming, I.D.	美国
Gentil, F.	巴西
Ginsberg, R.	加拿大
Hamperl, H.	德意志联邦共和国
Harmer, M.H.	英国
Hayat, M.	法国
Henson, D.E.	美国
Hermanek, P.	德国
Hultberg, S.	瑞典
Hutter, R.V.P.	美国
Ichikawa, H.	日本

Imai , T.	日本
Ishikawa, S.	日本
Junqueira , A.C.C.	巴西
Kasdorf , H.	乌拉圭
Kottmeier , H.L.	瑞典
Koszarowski , T.	波兰
Levene , A.	英国
Lima-Basto , E.	葡萄牙
Logan , W.P.D.	英国
Mackillop , W.	加拿大
McWhirter , R.	英国
Morgan , M.	英国
Naruke , T.	日本
Ngan , H.	中国
Pecorelli , S.	意大利
Perazzo , D.L.	阿根廷
Perez-Modrego , S.	西班牙
Perry , I.H.	美国
Rakov , A.I.	苏联
Roxo-Nobre , M.O.	巴西
Sellers , A.H.	加拿大
Spiessl , B.	瑞士
Suemasu , K.	日本
Sugimura , T.	日本
Van der Werf-Messing , B.	荷兰
Wagner , R.I.	苏联
Watson , T.A.	加拿大
Yamasaki , S.	日本

目　录

导言 …………………………………………… 1

头颈部肿瘤 ………………………………… 19

唇癌和口腔癌 ………………………………… 22

咽癌 …………………………………………… 28

喉癌 …………………………………………… 37

鼻腔癌和副鼻窦癌 …………………………… 44

上呼吸消化道恶性黑色素瘤 ………………… 50

大唾液腺癌 …………………………………… 53

甲状腺癌 ……………………………………… 57

消化系统肿瘤 ……………………………… 63

食管(包括食管胃交界处)癌 ………………… 66

胃癌 …………………………………………… 73

胃肠道间质瘤(GIST) ………………………… 79

小肠癌 ………………………………………… 84

阑尾癌 ………………………………………… 88

阑尾类癌 ……………………………………… 93

胃、小肠及大肠类癌 ………………………… 96

结肠和直肠癌 ………………………………… 102

肛管癌 ………………………………………… 108

肝细胞癌 ……………………………………… 112

肝内胆管癌 ············· 116

胆囊癌 ··············· 119

肝门周围胆管癌 ·········· 123

肝外胆管癌 ············· 127

法特壶腹癌 ············· 130

胰腺癌 ··············· 133

肺与胸膜肿瘤 ··········· 137

肺癌 ················ 139

胸膜间皮瘤 ············· 147

骨和软组织肿瘤 ·········· 152

骨肿瘤 ··············· 154

软组织肿瘤 ············· 158

皮肤肿瘤 ············· 163

皮肤癌 ··············· 166

眼睑皮肤癌 ············· 170

皮肤恶性黑色素瘤 ········· 173

皮肤默克尔细胞癌 ········· 178

乳腺癌 ·············· 182

妇科肿瘤 ············· 194

外阴癌 ··············· 196

阴道癌 ··············· 200

子宫颈癌 ·············· 204

子宫–内膜癌 ·········· 210

子宫–子宫肉瘤 ·········· 215

卵巢癌 ·········· 220

输卵管癌 ·········· 225

妊娠滋养细胞肿瘤 ·········· 230

泌尿系肿瘤 ·········· 235

阴茎癌 ·········· 237

前列腺癌 ·········· 241

睾丸癌 ·········· 246

肾脏肿瘤 ·········· 252

肾盂和输尿管肿瘤 ·········· 256

膀胱癌 ·········· 260

尿道癌 ·········· 264

肾上腺皮质肿瘤 ·········· 268

眼部肿瘤 ·········· 271

结膜癌 ·········· 274

结膜恶性黑色素瘤 ·········· 277

葡萄膜恶性黑色素瘤 ·········· 282

视网膜母细胞瘤 ·········· 289

眼眶肉瘤 ·········· 295

泪腺癌 ·········· 298

霍奇金淋巴瘤 ·········· 301

非霍奇金淋巴瘤 ·········· 306

导　言

1943～1952 年,法国学者 Pierre Denoix 研发制定了恶性肿瘤的 TNM 分期系统[1]。

1950 年,国际抗癌联盟(UICC)成立了肿瘤命名和统计委员会,并采纳了世界卫生组织(WHO)癌症病例登记亚委员会提出的恶性肿瘤局部侵犯范围的定义以及其统计数据,作为其临床分期工作的基础[2]。

1953 年,肿瘤命名和统计委员会与国际放射学大会成立的"国际肿瘤分期分组项目和肿瘤治疗效果评定委员会"召开联合会议,一致同意利用 TNM 系统按肿瘤解剖范围而分类的方法。

1954 年,国际抗癌联盟的研究委员会成立了特别的"临床分级分期及应用统计学委员会",其目的是继续该领域的研究,并将分期的方法扩展到所有部位的肿瘤。

1958 年,肿瘤命名和统计委员会首次出版了乳腺癌和喉癌临床分期建议和疗效评价方法[3]。

1959 年出版了修订版的乳腺癌分期建议,在接下来的 5 年(1960～1964 年)进行了临床应用及评估[4]。

1960～1967 年间,肿瘤命名和统计委员会出版了 9 本小册子,包括 23 个部位肿瘤分类建议,并推荐每一部位的分类建议都要进行为期 5 年的前瞻性或回顾性研究。

1968 年,9 本小册子汇编成书,即 *Livre de Poche*[5]。
一年后又出版了补充小册子,详述了以下推荐:成立专
门研究项目,进行肿瘤最终结果的评价以及肿瘤生存率
的确定与表达[6]。*Livre de Poche* 随后被翻译成了 11 种
语言。

1974 年和 1978 年,第 2 版和第 3 版[7,8]相继出版,
包括了新增部位分类,以及之前版本分类的修订。1982
年对第 3 版进行了修订扩展,包括与国际儿科肿瘤学会
(SIOP)协作完成的儿童特定肿瘤的新分期。1985 年单
独出版了眼部肿瘤分期。

在以后的实践中,一些使用者对某些部位的肿瘤分
期原则作了部分变动。为了纠正这一发展趋势(规范
化的对立面),各国 TNM 分期委员会在 1982 年一致决
定制定一个 TNM 分期系统。随后举办了一系列的会
议,旨在统一和更新现有分期并发展新分期,TNM 分期
系统第 4 版应运而生[9]。

1993 年,《TNM 分期补充材料》出版[10],目的是通
过实例详细解释 TNM 分期原则,以促进 TNM 分期系统
使用上的统一。同时它还包括新分类的建议和特定分
类可选的扩展。第 2 版和第 3 版分别在 2001 年[11]和
2003 年[12]出版。

1995 年,《肿瘤预后因素》出版[13],其对身体各
个部位的肿瘤的解剖和非解剖性预后因素进行了总
结和讨论。2001 年扩展后的第 2 版问世[14],重点强
调了预后因素之间的相关性。随后第 3 版于 2006 年

出版,该版的改进在于提供了这些相关性的循证医学标准。

目前,第 7 版《恶性肿瘤 TNM 分期》中的分类分期原则与《AJCC 肿瘤分期手册》(2009)[16] 第 7 版中的分类原则一致,并获得了所有国家 TNM 分期委员会的许可。它们和国际抗癌联盟中与 TNM 分期系统有关的成员的姓名一起列在 xiii ~ xiv 页。国际抗癌联盟意识到,为了保证数据在合理时间内有序的积累,TNM 分期系统需要保持稳定。因此,除非某个特定部位肿瘤的诊断或治疗出现重大进展,需要重新考虑现行的分类方法,否则手册中的分类应当保持不变。

发展并维持一个被大众接受的分期系统需要国家和国际委员会之间的密切联络,只有这样,所有肿瘤学家才能够在临床资料的比较和疗效评估上有"通用的语言"。目前分期的依据是已发表的临床证据,而有争议的地方则基于国际共识。

在疾病解剖学范围的分期上达成共识是国际抗癌联盟不断努力的目标。

TNM 分期系统原则

根据所谓的分期将癌症病例进行分组的事实基础是,局限期肿瘤患者的生存率高于出现扩散的肿瘤患者的生存率。这些分组通常称为早期病例与晚期病例,意味着随时间的进展会有所进展。事实上,癌症诊断时的分期不仅反映了肿瘤增殖和扩散,还反映了肿瘤的类型和肿瘤 - 宿主关系。

癌症的解剖分期受到传统推崇,并且也有必要运用这种方法对患者群组进行分析。国际抗癌联盟认为,在记录每一部位的疾病解剖范围的准确信息时形成共识是非常重要的,因为恶性肿瘤的确切临床描述与病理组织学分类有很多相关的意义,即:

1. 帮助临床医生制定治疗方案;
2. 提供一些预后指标;
3. 协助评估治疗效果;
4. 方便治疗中心之间信息的交换;
5. 有助于对人类癌症的持续研究;
6. 对癌症控制项目提供支持。

全球采用一致的按肿瘤范围进行分期的原则,主要目的是提供一种将临床经验毫无歧义地传授给其他人的方法。

肿瘤有很多分期点或分期轴,例如解剖部位、疾病的临床和病理范围、报道的症状或体征持续时间、患者的性别和年龄以及组织学类型和分级。所有这些分期点或分期轴代表了影响疾病结果的变量。临床和组织病理确认的肿瘤的解剖学范围是 TNM 分期系统描述的主要内容。

临床医生的首要任务是做出预后判断和决定最有效的治疗过程。除了其他条件,判断和决策需要客观评估疾病的解剖学范围。为了做到这一点,发展趋势由"分期"转向带或不带某种概括形式的有意义的描述。

为了达到上述目标,需要建立一个分期系统:

1. 分期的基本原则适用于所有部位,无论采用什么治疗。

2. 随后的组织病理学和(或)手术获得的有效信息可以进行补充。

TNM 分期系统符合这些要求。

> 2009 年第 7 版较 2002 年第 6 版的重大变化在页面左侧用黑条标注。

TNM 分期系统的基本原则

用于描述疾病解剖学范围的 TNM 分期系统基于以下三方面内容的评估:

T:原发性肿瘤的范围;

N:存在或不存在区域淋巴结转移及转移范围;

M:存在或不存在远处转移。

这三方面内容加上数字表明恶性病变的程度,如:T0,T1,T2,T3,T4;N0,N1,N2,N3;M0,M1。

该系统实际上是一个用来描述某特定肿瘤恶性程度的"速记符号"。

适用于所有部位的 TNM 分期系统的基本原则如下:

1. 所有病例都应通过显微镜进行确认,如没有,则必须进行单独报告。

2. 每一部位都有两种分期方法,即:

(1)临床分期:将治疗前临床分期称为 TNM(或 cT-NM)对选择和评价疗法是很必要的。这一分期是基于未经治疗前的证据,这些证据源于体格检查、影像学检查、内镜检查、活检、手术探查及其他相关检查。

(2)病理分期:术后病理组织学分期称之为 pTNM,

用来指导辅助疗法,并为评估预后和计算最终结果提供额外的数据。这是基于治疗前获得的证据,并用手术和病理检查新增的证据进行补充或修正。原发肿瘤的病理学评估要求原发肿瘤切除和活检能够评价最高的 pT 分期。区域淋巴结的病理学评估要求切除足够淋巴结以证实不存在区域淋巴结转移(pN0),或者足以评估最高的 pN 分期。缺乏病理学评估的淋巴结切除活检不足以充分评估 pN 分期,其仅是一种临床分期。远处转移的病理评估需要行显微镜下检查。

3. 分为 T、N 和 M 和(或)pT、pN 及 pM 之后,肿瘤可以进一步划分分期。TNM 分类和分期体系一旦确定,就必须在医疗记录上保持不变。

当只能获得部分病理学分期或临床分期时,就需要将病理和临床数据结合起来。

4. 如果不太确定将特殊病例进行准确 T、N、M 分期,那么就选择较低的分期,这在分期分组阶段同样适用。

5. 至于同一器官的多个原发肿瘤,应该采用最高的 T 分期,并将肿瘤的多发性及数目在括号中注明,如 T2(m)或 T2(5)。对于成对器官两侧同时存在的原发肿瘤,应对每个肿瘤进行单独分期。对于肝脏、卵巢和输卵管肿瘤,多发性用 T 分期的评估,对于肺部肿瘤,多发性可能涉及 T 或 M 分期。

6. 只要推荐的基本定义不发生改变,TNM 分类和分期的定义在用于临床或研究目的时就可以被重叠或延伸,例如,可以将 T、N 或 M 中的任一分期细分成更多更小分期。

读者可以参考《TNM 分期补充材料》来获得有关分期的更详细知识。

解剖区域和分区

本分期的部位是按国际肿瘤分类代码排列的[17]。各个区域或分区的肿瘤都按以下标题进行描述：

- 使用 TNM 分期流程的分期原则；
- 解剖分区及亚区（如果适用）；
- 区域淋巴结定义；
- TNM 临床分期；
- pTNM 病理学分期；
- G 组织病理学分级；
- 分期；
- 小结。

TNM 临床分期

通篇使用以下通用定义：

T：原发肿瘤

TX　原发肿瘤无法评估

T0　无原发肿瘤的证据

Tis　原位癌

T1 – T4　原发肿瘤大小增加和（或）局部范围扩大

N：区域淋巴结

NX　无法确定区域淋巴结转移

N0　无区域淋巴结转移

N1 – N3　区域淋巴结受累逐渐增加

M:远处转移 *

M0　无远处转移

M1　有远处转移

注: * 由于转移的临床评价只能根据体检,因此人们认为 MX 分级不恰当。(MX 的运用可能导致无法分期。)

M1 分期按照以下代码注释:

肺部	PUL(C34)	骨髓	MAR(C42.1)
骨	OSS(C40,41)	胸膜	PLE(C38.4)
肝	HEP(C22)	腹膜	PER(C48.1,2)
脑	BRA(C71)	肾上腺	ADR(C74)
淋巴结	LYM(C77)	皮肤	SKI(C44)
其他	OTH		

TNM 分期系统的细分

　　某些需要更具体分期的肿瘤,其主要分期还可以进一步细分(如 T1a,T1b 或 N2a,N2b)。

pTNM 病理学分期

通篇使用以下通用定义:

pT:原发肿瘤

pTX　原发肿瘤在组织学上无法评估

pT0　无原发肿瘤的组织学证据

pTis　原位癌

pT1 - 4　组织学上原发肿瘤大小和(或)范围增加

pN：区域淋巴结

pNX　区域淋巴结转移无法评估

pN0　无区域淋巴结转移

pN1－3　逐渐增加的区域淋巴结受累

注：1.原发肿瘤直接侵犯淋巴结被归为淋巴结转移。

2.肿瘤种植（卫星病灶），例如肉眼或镜下位于原发癌的淋巴引流区的癌巢或癌结节，组织学检查显示结节内没有残留淋巴结的证据，可能代表跳跃转移、静脉侵犯（V1/2）或完全被取代的淋巴结。如果病理学家认为一个结节是被完全取代的淋巴结（通常有一个平滑的边界），那么它应该被记录为阳性淋巴结，同时每个这样的结节在最后的 pN 分期中都应单独作为一个淋巴结计算。

3.除了区域性淋巴结，其他淋巴结转移都被归类为远处转移。

4.当大小作为 pN 分期的标准时，应该测量转移淋巴结而非整个淋巴结。

5.若仅仅为微转移病例（如转移≤0.2cm），则增加标记"（mi）"，即 pN1（mi）。

6.应当记录切除的和阳性的淋巴结数目。

前哨淋巴结

前哨淋巴结是第一个接受来自原发肿瘤的淋巴引流的淋巴结。如果它包含转移性肿瘤，则表明其他淋巴结也可能含有肿瘤；如果它不包括转移性肿瘤，则其他淋巴结不太可能含有肿瘤。有时候有一个以上的前哨淋巴结。

试图评估前哨淋巴结时,以下命名是适用的:

pNX(sn)　　前哨淋巴结转移无法评估

pN0(sn)　　无前哨淋巴结转移

pN1(sn)　　有前哨淋巴结转移

孤立性肿瘤细胞

孤立性肿瘤细胞(ITC)是单个肿瘤细胞或最大直径不超过 0.2mm 的小细胞群,这些细胞群可以通过常规 H&E 染色或免疫组织化学方法检测出来。已提出了一条附加标准,以便把在单独的组织切片上少于 200 个细胞的细胞群包括在内。ITC 通常并不能提供转移活性(如增殖或基质反应)或穿透血管壁或淋巴窦墙的证据。淋巴结中或远处部位存在孤立性肿瘤细胞的病例应被分别划分为 N0 或 M0,这一划分规则同样适用于通过诸如流式细胞仪和 DNA 分析等非形态技术发现有肿瘤细胞或其组成部分的病例,这些病例应进行单独分析[18]。它们的分级如下:

pN0　　　　　组织学检查显示不存在区域淋巴结转移,未检查孤立性肿瘤细胞

pN0(i-)　　组织学检查显示不存在区域淋巴结转移,孤立性肿瘤细胞形态学检查结果为阴性

pN0(i+)　　组织学检查显示不存在区域淋巴结转移,孤立性肿瘤细胞形态学检查结果为阳性

pN0(mol-)　组织学检查显示不存在区域淋巴结转移,孤立性肿瘤细胞非形态学检查结果为阴性

pN0(mol +)　　组织学检查显示不存在区域淋巴结转
　　　　　　　　移,孤立性肿瘤细胞非形态学检查结果
　　　　　　　　为阳性

　　前哨淋巴结上存在或检查过孤立性肿瘤细胞的病
例,可作如下分期:

pN0(i −)(sn)　组织学检查显示不存在前哨淋巴结转
　　　　　　　　移,ITC 形态学检查结果为阴性

pN0(i +)(sn)　组织学检查显示不存在前哨淋巴结转
　　　　　　　　移,ITC 形态学检查结果为阳性

pN0(mol −)(sn)组织学检查显示不存在前哨淋巴结转
　　　　　　　　移,ITC 非形态学检查结果为阴性

pN0(mol +)(sn)组织学检查显示不存在前哨淋巴结转
　　　　　　　　移,ITC 非形态学检查结果为阳性

pM:远处转移 *

pM1　　镜下证实有远处转移

注:* pM0 和 pMX 不是有效分期。

　　pM1 分级可以按与 M1 一样的方式进一步明确(见
第 8 页)。

　　通过形态学技术在骨髓里发现的孤立性肿瘤细胞
按照 N 分期进行分级,如 M0(i +)。对于非形态学研
究结果,除了使用 M0,还使用"mol",如 M0(mol +)。

组织病理学分级

在大多数部位,关于原发肿瘤的更多资料按以下标题记录:

G:组织病理学分级

GX　分化程度无法评估

G1　高分化

G2　中分化

G3　低分化

G4　未分化

注:3级和4级在某些情况下可以合并为"G3－4,低分化或未分化"。骨与软组织肉瘤的分类也可以使用"高分化"和"低分化",而乳腺、子宫体、前列腺和肝脏推荐特殊的分级系统。

附加描述

对于 TNM 或 pTNM 分期中特殊情况的鉴别,可能要用到 m、y、r 及 a 等符号。尽管它们并不影响分期,但它们指明了需要进行单独分析的病例。

符号 m:后缀 m(在括号内)被用来表明在单个部位存在多个原发肿瘤。见 TNM 分期系统的基本原则第5条(请见第6页)。

符号 y:对于那些在多学科综合治疗的期间或之后进行分期的病例,cTNM 或 pTNM 分级由前缀 y 标识。ycTNM 或 ypTNM 分期反映肿瘤检查时的实际肿瘤范围,y 分类方法不是多学科综合治疗之前肿瘤范围的评估。

　　符号 r:无病生存后肿瘤复发的分期通过前缀 r 表示。

　　符号 a:前缀 a 表明首次分期是由尸体解剖得到确认的。

可选择的描述符

L:淋巴侵袭
LX　　无法评估淋巴侵袭
L0　　无淋巴侵袭
L1　　有淋巴侵袭

V:静脉侵袭
VX　　无法评估静脉侵袭
V0　　无静脉侵袭
V1　　镜下静脉侵袭
V2　　肉眼静脉侵袭

注:肉眼静脉壁受累(静脉内无肿瘤)被划分为 V2。

Pn:神经侵袭
PnX　　无法评估神经侵袭
Pn0　　无神经侵袭
Pn1　　有神经侵袭

C - 因素
　　C - 因素或确定性因素,反映了根据诊断方法进行分期的有效性,它的使用是可选的。

C – 因素的定义是：

C1 来源于标准诊断方法的证据（如某些器官肿瘤视诊、触诊、标准的 X 线检查、腔内内镜检查）

C2 从特殊诊断方法获得的证据［如特殊投影的 X 线成像、X 线断层摄影术、电子计算机 X 线断层扫描技术（CT）、超声波扫描术、淋巴系造影术、血管造影术；闪烁扫描法；磁共振成像（MRI）；内镜检查，活检术及细胞学检查］

C3 从手术探查获得的证据，包括活检和细胞学检查

C4 从手术和切除样本的病理学检查获得疾病程度的证据

C5 尸体解剖获得的证据

例如：C 的分级也可适用于 T、N 和 M 分期。如 T3C2，N2C1，M0C2

因此，TNM 临床分期在不同程度的确定性上相当于 C1、C2 和 C3，然而 pTNM 病理学分期一般相当于 C4。

残余肿瘤分期 *

治疗后残余肿瘤的有或无用符号 R 描述。《TNM 分期补充材料》中有详细的介绍（参见前言部分的参考文献 3）。

TNM 和 pTNM 描述了癌症的解剖学范围，一般不考虑治疗。它们可以通过反映治疗后的癌症状态的 R 分期补充。它反映了治疗效果，影响进一步的治疗程序，同时是一个强大的预后因素。

R 分类的定义如下：

RX　无法评估有无肿瘤残余

R0　无肿瘤残余

R1　镜下肿瘤残余

R2　肉眼肿瘤残余

注：* 有些学者认为，R 分类仅仅适用于原发肿瘤及其局部或区域范围，其他学者则将它更广泛地应用到远处转移上。使用 R 分类时，应注明具体用法。

分期

　　TNM 分期系统被用来描述和记录疾病的解剖学范围。将这些分期凝练为分期分组对制表和分析更有帮助。为了保持一致，在 TNM 分期系统中将原位癌划分为 0 期，通常将局限于源器官上的肿瘤划分为 I 期和 II 期；将局部广泛转移，特别是区域淋巴结的转移划分为 III 期；将远处转移划分为 IV 期。采取的分期分组尽量确保每一组在生存上保持或多或少的同质性，同时每组的生存率之间存在显著差异。

　　对于病理学分期分组，如果能切除足够多的组织做病理学检查，以评价最高级的 T 和 N 分期，那么 M1 既可以是临床（cM1）也可以是病理学（pM1）的。只有远处转移得到镜下，即病理学（pM1）确认，分期才属于病理学分期。

　　尽管根据 TNM 分期获得的疾病的解剖学范围对于癌症来说是一个非常强有力的预后指标，但人们认识到预测结果也受到其他许多因素的显著影响。其中的一些影响因素已被纳入分期分组,例如软组织肉瘤的分级和甲状腺癌的年龄。这些分期在本版本中保持不变。在新修订的食管癌和前列腺癌的分期中,对疾病的解剖学范围的界定的分期保持不变,同时已提出纳入其他预后因素的新的预后分组。

部位小结

作为一本备忘录或一种参考工具,在每一部位的最后增加了独特的最重要的分期要点小结,但这些简略的定义完全不够,通常还需要参看完整的定义。

相关分期

从 1958 年,WHO 已参与了旨在提供国际认可的肿瘤的病理学诊断标准的计划,并诞生了《国际肿瘤病理学分期》,它图文并茂地介绍了肿瘤类型定义及提议的术语。《WHO 肿瘤分期——肿瘤病理学和遗传学》等一系列出版物的出现延续了这一努力。(关于这些出版物的信息请登陆 http://www.iarc.fr.)

世界卫生组织出版的《WHO 国际肿瘤分类(ICD-O)》(请参见参考文献 17)是一个肿瘤部位和形态的编码系统,同时也是一个显示肿瘤行为的编码系统(如恶性、良性)。肿瘤形态学领域中的编码术语与医学系统术语(SNOMED)[19] 是相似的。

为了促进国家和国际癌症研究,特别是便于在临床研究上的合作,建议将《WHO 肿瘤分期》用于对肿瘤类型的分类和定义,同时 ICD-O 编码能够用于存储和检索数据。

（邱小明　译　周清华　校）

参考文献

[1] Denoix PF. Nomenclature des cancers. *Bull Inst Nat Hyg (Paris)* 1944:69–73; 1945:82–84; 1950:81–84; 1952:743–748.

[2] World Health Organization. Technical Report Series, Number 53, July 1952, pp. 47–48.

[3] International Union Against Cancer (UICC). Committee on Clinical Stage Classification and Applied Statistics. *Clinical Stage Classification and Presentation of Results, Malignant Tumours of the Breast and Larynx.* Paris; 1958.

[4] International Union Against Cancer (UICC). Committee on Stage Classification and Applied Statistics. *Clinical Stage Classification and Presentation of Results, Malignant Tumours of the Breast.* Paris; 1959.

[5] International Union Against Cancer (UICC). *TNM Classification of Malignant Tumours.* Geneva; 1968.

[6] International Union Against Cancer (UICC). *TNM General Rules.* Geneva; 1969

[7] International Union Against Cancer (UICC). *TNM Classification of Malignant Tumours*, 2nd ed. Geneva; 1974.

[8] International Union Against Cancer (UICC): *TNM Classification of Malignant Tumours*, 3rd ed. Harmer MH, ed. Geneva; 1978. Enlarged and revised 1982.

[9] International Union Against Cancer (UICC). *TNM Classification of Malignant Tumours*, 4th ed. Hermanek P, Sobin LH, eds. Heidelberg: Springer; 1987. Revised 1992.

[10] International Union Against Cancer (UICC). *TNM Supplement. A Commentary on Uniform Use*. Hermanek P, Henson DE, Hutter RVP, et al., eds. Heidelberg: Springer; 1993.

[11] International Union Against Cancer (UICC). *TNM Supplement. A Commentary on Uniform Use*, 2nd ed. Wittekind Ch, Henson DE, Hutter RVP, et al., eds. New York: Wiley; 2001.

[12] International Union Against Cancer (UICC). *TNM Supplement. A Commentary on Uniform Use*, 3rd ed. Wittekind Ch, Green

FL, Henson DE, et al., eds. New York: Wiley; 2003.

[13] International Union Against Cancer (UICC). *Prognostic Factors in Cancer*. Hermanek P, Gospodarowicz MK, Henson DE, et al., eds. Berlin, Heidelberg, New York: Springer; 1995.

[14] International Union Against Cancer (UICC). Prognostic Factors in Cancer, 2nd ed. Gospodarowicz MK, Henson DE, Hutter RVP, et al., eds. New York: Wiley; 2001.

[15] International Union Against Cancer (UICC). *Prognostic Factors in Cancer*, 3rd ed. Gospodarowicz MK, O'Sullivan B, Sobin LH, eds. New York: Wiley; 2006.

[16] American Joint Committee on Cancer (AJCC). *AJCC Cancer Staging Manual*, 7th ed. Edge SB, Byrd DR, Carducci MA, et al., eds. New York: Springer; 2009.

[17] *WHO International Classification of Diseases for Oncology ICD-O*, 3rd ed. Fritz A, Percy C, Jack A, et al., eds. Geneva: WHO; 2000.

[18] Hermanek P, Hutter RVP, Sobin LH, Wittekind Ch. Classification of isolated tumour cells and micrometastasis. *Cancer* 1999; 86:2668–2673

[19] *SNOMED International: The systematized nomenclature of human and veterinary medicine*. Northfield, 111: College of American Pathologists, http://www.cap.org.

头颈部肿瘤

头颈部肿瘤包括以下部位的肿瘤：

- 唇、口腔；
- 咽：口咽部、鼻咽部、喉咽部；
- 喉；
- 上颌窦；
- 鼻腔和筛窦；
- 黏膜恶性黑色素瘤；
- 大唾液腺；
- 甲状腺。

起源于上呼吸道小唾液腺的肿瘤按照肿瘤起源结构部位的原则分类，如口腔癌等。

每个部位的肿瘤按照以下标题进行描述：

- 使用 TNM 分期流程的分期原则，如果其他的方法可以提高治疗前评估的准确性，也可采用；
- 解剖分区及亚区（如果适用）；
- 区域淋巴结定义；
- TNM 临床分期；
- pTNM 病理学分期；
- G 组织病理学分级；
- 分期；
- 小结。

区域淋巴结

除鼻咽和甲状腺以外，其他所有头颈部 N 分期的定义是相同的。

除甲状腺以外，中线的淋巴结被认为属于同侧淋巴结。

远处转移

所有头颈部肿瘤 M 分期的定义是相同的。

M1 和 pM1 分期按照以下代码注释：

肺	PUL	骨髓	MAR
骨	OSS	胸膜	PLE
肝	HEP	腹膜	PER
脑	BRA	肾上腺	ADR
淋巴结	LYM	皮肤	SKI
其他	OTH		

组织病理学分级

除甲状腺和黏膜恶性黑色素瘤以外,G 分级的定义适用于其他所有头颈部肿瘤。

G:组织病理学分级

GX　分化程度无法评价

G1　高分化

G2　中分化

G3　低分化

G4　未分化

R 分类

详见第 15 页。

（孙琳琳　译　钟殿胜　校）

唇癌和口腔癌

（ICD-O C00，C02－06）

分期原则

此分期适用于唇红部的癌和口腔黏膜癌，包括小唾液腺癌，并需经组织病理学确诊。

以下是 TNM 分期的检查流程：

T 分期　体格检查和影像学检查

N 分期　体格检查和影像学检查

M 分期　体格检查和影像学检查

解剖分区及亚区

唇（C00）

1. 外上唇（唇红表面）（C00.0）

2. 外下唇（唇红表面）（C00.1）

3. 口角（C00.6）

口腔（C02－06）

1. 颊黏膜：

（1）上、下唇内侧黏膜（C0.3,4）

（2）颊黏膜表面（C06.0）

（3）磨牙后区域（C06.2）

（4）颊部的上、下颊沟之间（口腔前庭）（C06.1）

2. 上牙槽和牙龈（C03.0）

3. 下牙槽和牙龈（C03.1）

4. 硬腭（C05.0）

5. 舌：

（1）轮廓状乳头前的舌背部和舌侧缘（舌前 2/3）

（C02.0,1）

（2）舌腹部（C02.2）

6. 口底（C04）

区域淋巴结

区域淋巴结是颈部淋巴结。

TNM 临床分期

T:原发肿瘤

TX　　原发肿瘤不能评估

T0　　没有原发肿瘤的证据

Tis　　原位癌

T1　　肿瘤最大直径≤2cm

T2　　肿瘤最大直径＞2cm,但≤4cm

T3　　肿瘤最大直径＞4cm

T4a　　（唇）肿瘤侵透骨皮质；侵及下牙槽神经、口底、面部皮肤（颏或鼻）

T4a　　（口腔）肿瘤侵透骨皮质；侵及深部/舌外肌（颏舌

肌,舌骨舌肌,腭舌肌和茎突舌骨肌)、上颌窦,或
面部皮肤

T4b （唇及口腔）肿瘤侵及咀嚼肌间隙、翼板,或颅
底,和/或颈内动脉

注:肿瘤仅仅侵蚀骨的表浅面/牙槽表面不归类为 T4 期。

N：区域淋巴结

NX 区域淋巴结转移无法确定

N0 无区域淋巴结转移

N1 同侧单个淋巴结转移,直径≤3cm

N2 转移可进一步描述为:

　　N2a 同侧单个淋巴结转移,直径 >3cm,但≤6cm

　　N2b 同侧多个淋巴结转移,其中最大直径≤6cm

　　N2c 双侧或对侧淋巴结转移,其中最大直径
　　　　≤6cm

N3 转移淋巴结最大直径 >6cm

注:中线的淋巴结被认为属于同侧淋巴结。

M：远处转移

M0 无远处转移

M1 有远处转移

pTNM 病理学分期

　　pT 和 pN 分期与 T 和 N 的分期相对应, pM 分期见第 11 页。

pN0　选择性的颈部淋巴结清扫术标本的组织学检查通常包括 6 个或更多的淋巴结。根治性或者改良根治性颈部淋巴结清扫术标本的组织学检查通常包括 10 个或者更多的淋巴结。

　　如果淋巴结是阴性的, 但是检查的数目没有达到要求, 仍可归类为 pN0 分期。

　　当淋巴结大小作为 pN 分期的标准时, 只测量转移的部分, 而不是整个淋巴结。

G 组织病理学分级

　　见第 21 页定义。

分期

0 期	Tis	N0	M0
Ⅰ 期	T1	N0	M0
Ⅱ 期	T2	N0	M0
Ⅲ 期	T3	N0	M0
	T1 , T2 , T3	N1	M0
ⅣA 期	T4a	N0 , N1	M0
	T1 , T2 , T3 , T4a	N2	M0
ⅣB 期	任何 T	N3	M0
	T4b	任何 N	M0
ⅣC 期	任何 T	任何 N	M1

小结

唇癌和口腔癌
T1   肿瘤最大直径≤2cm
T2   肿瘤最大直径>2cm,但≤4cm
T3   肿瘤最大直径>4cm
T4a   (唇)肿瘤侵透骨皮质,侵及下牙槽神经、口底、面部皮肤   (口腔)肿瘤侵透骨皮质,侵及深部/舌外肌、上颌窦或面部皮肤
T4b   肿瘤侵及咀嚼肌间隙、翼板,或颅底,和(或)颈内动脉
N1   同侧单个淋巴结直径≤3cm
N2   (a)同侧单个淋巴结>3cm,但≤6cm
(b)同侧多个淋巴结≤6cm
(c)双侧或对侧淋巴结≤6cm
N3   淋巴结>6cm

(孙琳琳 译   钟殿胜 校)

咽癌

（ICD-O C01，C05.1,2，C09，
C10.0,2,3，C11－13）

分期原则

此分期适用于咽癌，并需经组织病理学确诊。
以下是 TNM 分期的检查流程：

T 分期　体格检查,内镜检查和影像学检查

N 分期　体格检查和影像学检查

M 分期　体格检查和影像学检查

解剖分区及亚区

口咽部（C01，C05.1,2，C09.0,1,9，C10.0,2,3）

1. 前壁（舌会厌区）
   （1）舌基底部（舌后缘至轮廓状乳头部或者舌后 1/3）
      （C01）
   （2）会厌谷（C10.0）

2. 侧壁（C10.2）
   （1）扁桃体（C09.9）
   （2）扁桃体窝（C09.0）和扁桃体弓（咽腭弓）（C09.1）
   （3）舌扁桃体沟（扁桃体弓）（C09.1）

3. 后壁（C10.3）

4．上壁

(1)软腭下面(C05.1)

(2)悬雍垂(C05.2)

鼻咽部(C11)

1．后上壁：从软、硬腭相接水平至颅底(C11.0,1)

2．侧壁：包括罗氏窝(咽隐窝)(C11.2)

3．下壁：由软腭上部组成(C11.3)

注：后鼻孔缘，包括鼻中隔后缘，属鼻腔部分。

喉咽部(C12，C13)

1．咽食管连接处(环状软骨后区域)(C13.0)：从杓状软骨和杓会厌襞水平至环状软骨下缘，形成了喉咽部的前壁

2．梨状窝(C12.9)：从咽会厌襞至食管上端。外侧壁是甲状软骨，内侧壁是杓状会厌襞(C13.1)和杓状软骨及环状软骨的喉咽面

3．咽后壁(C13.2)：从舌骨(会厌沟底部)上面至杓状软骨下缘，从一个梨状窝的尖端到另一个梨状窝的尖端

区域淋巴结

区域淋巴结是颈部淋巴结。

锁骨上窝(与鼻咽癌的分期相关)是一个三角区域，由以下三点诠释：

1．锁骨的胸骨端的上缘；

2．锁骨的外侧端的上缘；

3．颈肩交接处，包括Ⅳ、Ⅴ水平的尾部。

TNM 临床分期

T:原发肿瘤

TX   原发肿瘤不能评估

T0   没有原发肿瘤的证据

Tis   原位癌

口咽癌

T1   肿瘤最大直径≤2cm

T2   肿瘤最大直径>2cm,但≤4cm

T3   肿瘤最大直径>4cm,或者侵及会厌的舌面

T4a   肿瘤侵及以下任意一个部位:喉、深部/舌外肌（颏舌肌、舌骨舌肌、腭舌肌和茎突舌肌）、翼内肌、硬腭或下颌骨*

T4b   肿瘤侵及以下任意一个部位:翼外肌、翼板、鼻咽外侧、颅底,或颈动脉鞘

注:*舌基底部和会厌沟的原发肿瘤累及会厌舌面的黏膜不归类为喉的侵袭。

鼻咽癌

T1   肿瘤局限在鼻咽部,或者扩散至口咽和(或)鼻腔

T2   侵袭咽旁组织*

T3   肿瘤侵及颅底的骨质结构和(或)副鼻窦

T4   肿瘤有颅内浸润和(或)颅神经、喉咽部、眼眶的受累,或播散至颞下窝/咬肌间隙

注:*咽旁组织侵袭指肿瘤的咽后侧壁浸润。

喉咽癌

T1 肿瘤局限在喉咽部的一个亚区（见第 29 页），和（或）最大直径≤2cm

T2 肿瘤侵袭一个以上的喉咽部亚区或相邻的区域，或肿瘤最大直径 >2cm，但≤4cm，不伴一侧喉部的固定

T3 肿瘤最大直径 >4cm，或者伴一侧喉部的固定，或者侵袭食管

T4a 肿瘤侵袭以下任何一个部位：甲状软骨、环状软骨、舌骨、甲状腺、食管、中央室软组织 *

T4b 肿瘤侵袭椎前筋膜、颈动脉鞘，或者侵犯纵隔内结构

注：* 中央室软组织包括喉前带状肌群和皮下脂肪。

N：区域淋巴结

口咽癌和喉咽癌

NX 区域淋巴结转移无法确定

N0 没有区域淋巴结转移

N1 同侧单个淋巴结转移，直径≤3cm

N2 转移可进一步描述为：

    N2a 同侧单个淋巴结转移，直径 >3cm，但≤6cm

    N2b 同侧多个淋巴结转移，其中最大直径≤6cm

    N2c 双侧或对侧淋巴结转移，其中最大直径≤6cm

N3 转移淋巴结最大直径 >6cm

注：中线的淋巴结被认为属于同侧淋巴结。

鼻咽癌

NX　区域淋巴结转移无法确定

N0　没有区域淋巴结转移

N1　同侧颈部淋巴结转移,和(或)同侧或双侧咽后淋巴结转移,最大直径≤6cm,位于锁骨上窝以上区域

N2　双侧颈部淋巴结转移,最大直径≤6cm,位于锁骨上窝以上区域

N3　颈部转移淋巴结的最大直径>6cm,或者位于锁骨上窝内

　　N3a　最大直径>6cm

　　N3b　侵犯至锁骨上窝内

注:中线的淋巴结被认为属于同侧淋巴结。

M:远处转移

M0　无远处转移

M1　有远处转移

pTNM 病理学分期

　　pT 和 pN 分期与 T 和 N 的分期相对应,pM 分期见第 11 页。

pN0　选择性的颈部淋巴结清扫术标本的组织学检查通常包括 6 个或更多的淋巴结。根治性或者改良根治性颈部淋巴结清扫术标本的组织学检查通常包括 10 个或者更多的淋巴结。

　　如果淋巴结是阴性的,但是检查的数目没有达到要求,仍可归类为 pN0 分期。

　　当淋巴结大小作为 pN 分期的标准时,只测量转移的部分,而不是整个淋巴结。

G 组织病理学分级

　　见第 21 页定义。

分期

口咽癌和喉咽癌

0 期	Tis	N0	M0
I 期	T1	N0	M0
II 期	T2	N0	M0
III 期	T3	N0	M0
	T1, T2, T3	N1	M0
IV A 期	T1, T2, T3	N2	M0
	T4a	N0, N1, N2	M0
IV B 期	T4b	任何 N	M0
	任何 T	N3	M0
IV C 期	任何 T	任何 N	M1

鼻咽癌

0 期	Tis	N0	M0
I 期	T1	N0	M0
II 期	T1	N1	M0
	T2	N0, N1	M0
III 期	T1, T2	N2	M0
	T3	N0, N1, N2	M0
IV A 期	T4	N0, N1, N2	M0
IV B 期	任何 T	N3	M0
IV C 期	任何 T	任何 N	M1

小结

咽癌

口咽癌

T1　肿瘤最大直径 ≤2cm

T2　肿瘤最大直径 >2cm,但≤4cm

T3　肿瘤最大直径 >4cm

T4a　肿瘤侵及喉、深部/舌外肌、翼内肌、硬腭,或下颌骨

T4b　肿瘤侵及翼外肌、翼板、鼻咽外侧、颅底、颈动脉

喉咽癌

T1　肿瘤最大直径≤2cm,且局限于一个亚区

T2　肿瘤最大直径 >2cm,但≤4cm;或者多个亚区

T3　肿瘤最大直径 >4cm;或伴一侧喉部的固定

T4a　肿瘤侵及甲状软骨、环状软骨、舌骨、甲状腺、食管、中央室软组织

T4b　肿瘤侵及椎前筋膜、颈动脉、纵隔内结构

口咽癌和喉咽癌

N1　同侧单个淋巴结≤3cm

N2　(a)同侧单个淋巴结 >3cm,但≤6cm

　　(b)同侧多个淋巴结≤6cm

　　(c)双侧或对侧淋巴结≤6cm

N3　淋巴结 >6cm

咽癌

鼻咽癌

T1　累及鼻咽部,口咽部,或鼻腔

T2　侵及咽旁组织

T3　侵及颅底骨质结构或副鼻窦

T4　侵及颅内、颅神经、喉咽、眼眶、颞下窝/咬肌间隙

N1　同侧颈部、同侧或双侧咽后淋巴结≤6cm,位于锁骨上窝以上区域

N2　双侧颈部淋巴结≤6cm,位于锁骨上窝以上区域

N3a　颈部淋巴结 >6cm

N3b　侵及锁骨上窝淋巴结

（潘理 译　钟殿胜 校）

喉癌

（ICD-O C32.0,1,2, C10.1）

分期原则

此分期适用于喉癌,并需经组织病理学确诊。

以下是 TNM 分期的检查流程:

T 分期　体格检查,喉镜检查和影像学检查

N 分期　体格检查和影像学检查

M 分期　体格检查和影像学检查

解剖分区及亚区

1. 声门上区(C32.1)

　（1）舌骨上会厌:包括会厌尖,舌(前)面(C10.1),喉面

　（2）杓会厌皱襞,喉面

　（3）杓状软骨

　（以上三部分称为喉上部,包括边缘带。）

　（4）舌骨下会厌

　（5）室带(假声带)

　（以上两部分为不包括喉上部的声门上区。）

2. 声门区(C32.0)

　（1）声带

　（2）前联合

　（3）后联合

3. 声门下区（C32.2）

区域淋巴结是颈部淋巴结。

T：原发肿瘤

TX　原发肿瘤不能评估

T0　没有原发肿瘤的证据

Tis　原位癌

声门上区型

T1　肿瘤局限于声门上的一个亚区，声带活动正常

T2　肿瘤侵及声门上一个亚区以上，或侵及声门，或侵及声门上区以外区域（例如：舌根黏膜、会厌谷、梨状窦的内侧壁），不伴有喉固定

T3　肿瘤局限于喉部，有声带固定，和（或）侵及以下任意一个部位：环状软骨后区、会厌前间隙、声门旁间隙，和（或）甲状软骨内板

T4a　肿瘤侵袭甲状软骨，和（或）侵及喉部以外组织，如：气管、包括深部/舌外肌（颏舌肌、舌骨舌肌、腭舌肌，和茎突舌肌）的颈部软组织、带状肌群、甲状腺、食管

T4b　肿瘤侵袭椎前间隙、颈动脉鞘，或者纵隔内结构

声门型

T1 肿瘤局限于声带(可以包括前或后联合),声带活动正常

    T1a 肿瘤局限于一侧声带

    T1b 肿瘤侵及两侧声带

T2 肿瘤扩展至声门上区和(或)声门下区,和(或)伴声带活动受限

T3 肿瘤局限于喉部,伴声带固定,和(或)侵及声门旁间隙,和(或)甲状软骨内板

T4a 肿瘤侵袭甲状软骨外皮层,和(或)侵及喉部以外的组织,如:气管、包括深部/舌外肌(颏舌肌、舌骨舌肌、腭舌肌和茎突舌肌)的颈部软组织、带状肌群、甲状腺、食管

T4b 肿瘤侵袭椎前间隙、颈动脉鞘,或者纵隔内结构

声门下区型

T1 肿瘤局限于声门下区

T2 肿瘤侵及声带,伴或不伴声带活动受限

T3 肿瘤局限于喉部,伴有声带固定

T4a 肿瘤侵及环状软骨或甲状软骨,和(或)侵及喉部以外组织,如:气管、包括深部/舌外肌(颏舌肌、舌骨舌肌、腭舌肌和茎突舌肌)的颈部软组织、带状肌群、甲状腺、食管

T4b 肿瘤侵袭椎前间隙、颈动脉鞘,或者纵隔内结构

N:区域淋巴结

NX 区域淋巴结转移无法确定

N0　没有区域淋巴结转移

N1　同侧单个淋巴结转移,直径≤3cm

N2　转移可进一步描述为:

　　N2a　同侧单个淋巴结转移,最大直径>3cm,但≤6cm

　　N2b　同侧多个淋巴结转移,其中最大直径≤6cm

　　N2c　双侧或对侧淋巴结转移,其中最大直径≤6cm

N3　转移淋巴结的最大直径>6cm

注:中线的淋巴结被认为属于同侧淋巴结。

M:远处转移

M0　无远处转移

M1　有远处转移

pTNM 病理学分期

　　pT 和 pN 分期与 T 和 N 的分期相对应,pM 分期见第 11 页。

pN0　选择性的颈部淋巴结清扫术标本的组织学检查通常包括 6 个或更多的淋巴结。根治性或者改良根治性颈部淋巴结清扫术标本的组织学检查通常包括 10 个或者更多的淋巴结。

　　如果淋巴结是阴性的,但是检查的数目没有达到要求,仍可归类为 pN0 分期。

　　当淋巴结大小作为 pN 分期的标准时,只测量转移的部分,而不是整个淋巴结。

G 组织病理学分级

见第 21 页定义。

分期

0 期	Tis	N0	M0
I 期	T1	N0	M0
II 期	T2	N0	M0
III 期	T1, T2	N1	M0
	T3	N0, N1	M0
IV A 期	T4a, T4b	N0, N1	M0
	T1, T2, T3	N2	M0
IV B 期	T4b	任何 N	M0
	任何 T	N3	M0
IV C 期	任何 T	任何 N	M1

小结

喉癌

声门上区型

T1　侵及一个亚区,声带活动正常

T2　侵及声门上一个亚区以上,或侵及声门,或侵及声门上区以外区域,不伴有喉固定

T3　声带固定,或侵及环状软骨后区域,会厌前组织、声门旁间隙、甲状软骨侵蚀

T4a　侵及甲状软骨;侵及气管、颈部软组织(深部/舌外肌)、带状肌群、甲状腺、食管

T4b　侵及椎管前间隙、纵隔内结构、颈动脉鞘

声门型

T1　局限于声带,活动正常

　　(a) 一侧声带受累

　　(b) 两侧均受累

T2　累及声门上区、声门下区,声带活动受限

T3　声带固定,声带旁间隙受累,甲状软骨侵蚀

T4a　侵及甲状软骨;侵至气管、颈部软组织(深部/舌外肌)、带状肌群、甲状腺、食管

T4b　侵及椎管前间隙、纵隔内结构、颈动脉鞘

喉癌

声门下区型

T1　局限于声门下区

T2　侵及声带,伴或不伴声带活动受限

T3　声带固定

T4a　侵及环状软骨或甲状软骨;侵至气管、颈部软组织(深部/舌外肌)、带状肌群、甲状腺、食管

T4b　侵及椎管前间隙、纵隔内结构、颈动脉鞘

所有部位

N1　同侧单个淋巴结≤3cm

N2　(a) 同侧单个淋巴结>3cm,但≤6cm

　　(b) 同侧多个淋巴结≤6cm

　　(c) 双侧或对侧淋巴结≤6cm

N3　淋巴结>6cm

(潘理 译　钟殿胜 校)

鼻腔癌和副鼻窦癌

(ICD-O C30.0，C31.0,1)

分期原则

此分期适用于鼻腔癌和副鼻窦癌,并需经组织病理学确诊。

以下是 TNM 分期的检查流程:

T 分期　体格检查和影像学检查

N 分期　体格检查和影像学检查

M 分期　体格检查和影像学检查

解剖分区及亚区

- 鼻腔(C30.0)　　　鼻中隔
  鼻底
  鼻侧壁
  鼻前庭
- 上颌窦(C31.0)
- 筛窦(C31.1)　　　左
  右

区域淋巴结

区域淋巴结是颈部淋巴结。

TNM 临床分期

T：原发肿瘤

TX　原发肿瘤不能评估

T0　没有原发肿瘤的证据

Tis　原位癌

上颌窦癌

T1　肿瘤局限于黏膜，无骨质侵蚀或破坏

T2　肿瘤侵蚀骨质或骨破坏，包括硬腭和（或）中鼻道，不包括上颌窦的后壁和翼状板

T3　肿瘤侵及以下任何一个部位：上颌窦的后壁、黏膜下组织、眶底或眶内壁、翼状窝、筛窦

T4a　肿瘤侵及以下任何一个部位：眶前内容物、颊部皮肤、翼状板、颞下窝、筛板、蝶窦或额窦

T4b　肿瘤侵及以下任何一个部位：眶尖、硬脑膜、脑、中颅窝、颅神经［除外三叉神经的上颌支（V2）］、鼻咽部，或斜坡

鼻腔癌和筛窦癌

T1　肿瘤局限于鼻腔或筛窦的一个亚区，伴或不伴有骨破坏

T2　肿瘤侵及一个部位的两个亚区，或者病变扩展到筛窦复合体的邻近部位，伴或不伴有骨破坏

T3　肿瘤侵及眶内壁或眶底、上颌窦、上腭，或筛板

T4a　肿瘤侵及以下任何一个部位：眶前内容物、鼻或面颊部皮肤、最小扩展至颅前窝、翼状板、蝶窦或

额窦

T4b 肿瘤侵及以下任何部位:眶尖、硬脑膜、脑、中颅窝、颅神经[除外三叉神经的上颌支(V2)]、鼻咽部,或斜坡

N:区域淋巴结

NX 区域淋巴结转移无法确定

N0 没有区域淋巴结转移

N1 同侧单个淋巴结转移,直径≤3cm

N2 转移可进一步描述为:

　　N2a 同侧单个淋巴结转移,直径>3cm,但≤6cm

　　N2b 同侧多个淋巴结转移,其中最大直径≤6cm

　　N2c 双侧或对侧淋巴结转移,其中最大直径≤6cm

N3 转移淋巴结的最大直径>6cm

注:中线的淋巴结被认为属于同侧淋巴结。

M:远处转移

M0 无远处转移

M1 有远处转移

pTNM 病理学分期

pT 和 pN 分期与 T 和 N 的分期相对应,pM 分期见第 11 页。

pN0 选择性的颈部淋巴结清扫术标本的组织学检查通常包括 6 个或更多的淋巴结。根治性或者改良根治性颈部淋巴结清扫术标本的组织学检查

通常包括 10 个或者更多的淋巴结。

如果淋巴结是阴性的,但是检查的数目没有达到要求,仍可归类为 pN0 分期。

当淋巴结大小作为 pN 分期的标准时,只测量转移的部分,而不是整个淋巴结。

G 组织病理学分级

见第 21 页定义。

分期

0 期	Tis	N0	M0
I 期	T1	N0	M0
II 期	T2	N0	M0
III 期	T3	N0	M0
	T1,T2,T3	N1	M0
IVA 期	T1,T2,T3	N2	M0
	T4a	N0,N1,N2	M0
IVB 期	T4b	任何 N	M0
	任何 T	N3	M0
IVC 期	任何 T	任何 N	M1

小结

鼻腔癌和副鼻窦癌

上颌窦癌

T1　局限于黏膜

T2　骨侵蚀/破坏,包括硬腭和中鼻道

T3　侵及上颌窦骨后壁、黏膜下组织、眶底/眶内壁、翼状窝、筛窦

T4a　侵及眶前、颊部皮肤、翼状板、颞下窝、筛板、蝶窦或额窦

T4b　侵及眶尖、硬脑膜、脑、中颅窝、颅神经[除外三叉神经的上颌支(V2)]、鼻咽部,或斜坡

鼻腔癌和筛窦癌

T1　局限于一个亚区

T2　侵及两个亚区,或筛窦邻近部位

T3　侵及眶内壁或者眶底、上颌窦、上腭、筛板

T4a　侵及眶前内容物、鼻或面颊部皮肤、颅前窝(至少)、翼状板、蝶窦或额窦

T4b　侵及眶尖、硬脑膜、脑、中颅窝、颅神经[除外三叉神经的上颌支(V2)]、鼻咽部,或斜坡

鼻腔癌和副鼻窦癌

所有部位

N1　同侧单个淋巴结≤3cm

N2　(a) 同侧单个淋巴结>3cm,但≤6cm

　　(b) 同侧多个淋巴结≤6cm

　　(c) 双侧或对侧淋巴结≤6cm

N3　淋巴结>6cm

（寻广苏 译　李志刚 校）

上呼吸消化道恶性黑色素瘤

(ICD-O C00 – 06,10 – 14,30 – 32)

分期原则

此章的分期适用于头颈部(即,上呼吸消化道部位)黏膜恶性黑色素瘤,并需经组织病理学确诊。

以下是 TNM 分期的检查流程:

T 分期　体格检查和影像学检查

N 分期　体格检查和影像学检查

M 分期　体格检查和影像学检查

区域淋巴结

区域淋巴结是指与原发肿瘤相关的淋巴结,见第21 页。

TNM 临床分期

T:原发肿瘤

TX　原发肿瘤不能评估

T0　没有原发肿瘤的证据

T3　肿瘤局限于上皮和(或)黏膜下层(黏膜病变)

T4a　肿瘤侵犯深部软组织、软骨、骨或表面皮肤

T4b　肿瘤侵犯以下任何一个部位：脑、硬脑膜、颅底、后组颅神经（Ⅸ，Ⅹ，Ⅺ，Ⅻ）、咀嚼肌间隙、颈动脉、椎管前间隙、纵隔结构

注：黏膜恶性黑色素瘤属于侵袭性肿瘤，因此 T1、T2 可以省去。同样，临床分期中的Ⅰ期和Ⅱ期也可略去。

N：区域淋巴结

NX　区域淋巴结转移无法评价

N0　没有区域淋巴结转移

N1　有区域淋巴结转移

M：远处转移

M0　无远处转移

M1　有远处转移

pTNM 病理学分期

　　pT 和 pN 分期与 T 和 N 的分期相对应，pM 分期见第 11 页。

pN0　区域淋巴结清扫术标本的组织学检查通常包括 6 个或更多的淋巴结。

　　如果淋巴结是阴性的，但是检查的数目没有达到要求，仍可归类为 pN0 分期。

分期			
Ⅲ期	T3	N0	M0
ⅣA 期	T4a	N0	M0
	T3，T4a	N1	M0
ⅣB 期	T4b	任何 N	M0
ⅣC 期	任何 T	任何 N	M1

小结

上呼吸消化道恶性黑色素瘤

T3	局限于上皮/黏膜下层（黏膜病变）
T4a	侵及深部软组织、软骨、骨或表面皮肤
T4b	侵及脑、硬脑膜、颅底、后组颅神经、咀嚼肌间隙、颈动脉、椎管前间隙、纵隔结构

（连林娟 译　钟殿胜 校）

大唾液腺癌

（ICD-O C07，C08）

分期原则

该分期原则适用于大唾液腺癌,不用于小唾液腺(在上呼吸消化道黏膜中分泌黏液的腺体)肿瘤,后者按照肿瘤起源解剖部位(如唇腺)的原则分类。此外,需经组织病理学确诊。

以下是 TNM 分期的检查流程:

T 分期　　体格检查和影像学检查

N 分期　　体格检查和影像学检查

M 分期　　体格检查和影像学检查

解剖分区

- 腮腺(C07.9)
- 颌下腺(C08.0)
- 舌下腺(C08.1)

区域淋巴结

区域淋巴结为颈部淋巴结。

TNM 临床分期

T:原发肿瘤

TX　原发肿瘤不能评估

T0　没有原发肿瘤的证据

T1　肿瘤最大直径≤2cm,无腺体外侵犯 *

T2　肿瘤最大直径>2cm,但≤4cm,无腺体外侵犯 *

T3　肿瘤最大直径>4cm,伴或不伴有腺体外侵犯 *

T4a　肿瘤侵及皮肤、下颌骨、耳道,和(或)面神经

T4b　肿瘤侵及颅底,和(或)翼板,和(或)包绕颈动脉

注:* 腺体外侵犯指临床或肉眼可见的肿瘤侵及腺体外组
　　织,如软组织、神经,不包括 T4a 和 T4b 分期中所涉及
　　的组织。如果仅仅是显微镜下见到腺体外侵犯,分期
　　时不计算在内。

N:区域淋巴结

NX　区域淋巴结转移无法确定

N0　无区域淋巴结转移

N1　同侧单个淋巴结转移,直径≤3cm

N2　转移可进一步描述为:

　　N2a　同侧单个淋巴结转移,直径>3cm,但≤6cm

　　N2b　同侧多个淋巴结转移,其中最大直径≤6cm

　　N2c　双侧或对侧淋巴结转移,其中最大直径≤6cm

N3　转移淋巴结最大直径>6cm

注:中线的淋巴结被认为属于同侧淋巴结。

M:远处转移

M0　没有远处转移

M1　有远处转移

　　pT 和 pN 分期与 T 和 N 的分期相对应,pM 分期见第 11 页。

pN0　选择性的颈部淋巴结清扫术标本的组织学检查通常包括 6 个或更多的淋巴结。根治性或者改良根治性颈部淋巴结清扫术标本的组织学检查通常包括 10 个或者更多的淋巴结。

　　如果淋巴结是阴性的,但是检查的数目没有达到要求,仍可归类为 pN0 分期。

　　当淋巴结大小作为 pN 分期的标准时,只测量转移的部分,而不是整个淋巴结。

　　见第 21 页定义。

分期

Ⅰ期	T1	N0	M0
Ⅱ期	T2	N0	M0
Ⅲ期	T3	N0	M0
	T1，T2，T3	N1	M0
ⅣA期	T4a，T4b	N0，N1	M0
	T1，T2，T3，T4a	N2	M0
ⅣB期	T4b	任何 N	M0
	任何 T	N3	M0
ⅣC期	任何 T	任何 N	M1

小结

唾液腺癌
T1　肿瘤最大直径≤2cm，无腺体外侵犯
T2　肿瘤最大直径>2cm，但≤4cm，无腺体外侵犯
T3　肿瘤最大直径>4cm，伴或不伴有腺体外侵犯
T4a　肿瘤侵及皮肤、下颌骨、耳道、面神经
T4b　肿瘤侵及颅底、翼板、颈动脉
N1　同侧单个淋巴结直径≤3cm
N2　（a）同侧单个淋巴结>3cm，但≤6cm
（b）同侧多个淋巴结≤6cm
（c）双侧或对侧淋巴结≤6cm
N3　淋巴结>6cm

（张霞 译　钟殿胜 校）

甲状腺癌

（ICD-O C73）

分期原则

此分期适用于甲状腺癌,需经显微镜下确诊并根据组织学类型分类。

以下是 TNM 分期的检查流程:

T 分期　体格检查、内镜检查和影像学检查

N 分期　体格检查和影像学检查

M 分期　体格检查和影像学检查

区域淋巴结

区域淋巴结为颈部和上纵隔淋巴结。

TNM 临床分期

T:原发肿瘤

TX　原发肿瘤不能评估

T0　没有原发肿瘤的证据

T1　肿瘤局限于甲状腺内,最大直径≤2cm

T1a　肿瘤局限于甲状腺内,最大直径≤1cm

T1b　肿瘤局限于甲状腺内,最大直径＞1cm,但≤2cm

T2　肿瘤局限于甲状腺内,最大直径 >2cm,但≤4cm

T3　肿瘤局限于甲状腺内,最大直径 >4cm,或伴有腺体外少许浸润(如:侵犯胸骨甲状肌或甲状腺周围软组织)

T4a　肿瘤侵出甲状腺包膜,侵及皮下组织、喉、气管、食管、喉返神经

T4b　肿瘤侵及椎管前筋膜、纵隔血管,或包裹颈总动脉

未分化癌均归为 T4

T4a *　未分化癌(无论大小),肿瘤限于甲状腺内

T4b *　未分化癌(无论大小),肿瘤已侵出包膜

注:如果是多灶性肿瘤,应该加以标明(用"m"表示),如 T2(m),适用于所有的组织学类型。此外,最大的病灶决定其分期。

N:区域淋巴结

NX　区域淋巴结转移无法确定

NO　无区域淋巴结转移

N1　有区域淋巴结转移

　　N1a　转移在Ⅵ水平淋巴结(气管前、气管旁和喉前淋巴结/同侧颈淋巴结)

　　N1b　转移到同侧、双侧或对侧颈部淋巴结(Ⅰ、Ⅱ、Ⅳ、Ⅴ水平),或咽后,或上纵隔淋巴结

M:远处转移

MO　无远处转移

M1　有远处转移

　　pT 和 pN 分期与 T 和 N 的分期相对应,pM 分期见第 11 页。

pN0　选择性的颈部淋巴结清扫术标本的组织学检查通常包括 6 个或更多的淋巴结。

　　　如果淋巴结是阴性的,但是检查的数目没有达到要求,仍可归类为 pN0 分期。

组织病理学类型

主要分为四大类:

- 乳头状癌(包括有滤泡病变者)
- 滤泡癌(包括所谓的"Hürthle"细胞癌)
- 髓样癌
- 未分化癌

分期

不同组织病理学类型甲状腺癌的临床分期各有不同。

乳头状腺癌或滤泡状腺癌

45 岁以下

I 期	任何 T	任何 N	M0
II 期	任何 T	任何 N	M1

45 岁以上

I 期	T1a，T1b	N0	M0
II 期	T2	N0	M0
III 期	T3	N0	M0
	T1，T2，T3	N1a	M0
IV A 期	T1，T2，T3	N1b	M0
	T4a	N0，N1	M0
IV B 期	T4b	任何 N	M0
IV C 期	任何 T	任何 N	M1

髓样癌(任何年龄)

Ⅰ期	T1a，T1b	N0	M0
Ⅱ期	T2，T3	N0	M0
Ⅲ期	T1，T2，T3	N1a	M0
ⅣA期	T1，T2，T3	N1b	M0
	T4a	任何 N	M0
ⅣB期	T4b	任何 N	M0
ⅣC期	任何 T	任何 N	M1

未分化癌(全部归Ⅳ期)

ⅣA期	T4a	任何 N	M0
ⅣB期	T4b	任何 N	M0
ⅣC期	任何 T	任何 N	M1

小结

甲状腺癌

乳头状癌、滤泡癌、髓样癌

T1　肿瘤局限于甲状腺内，直径≤2cm

T2　肿瘤局限于甲状腺内，直径>2cm，但≤4cm

T3　肿瘤直径>4cm，或伴有腺体外少许侵犯

T4a　肿瘤侵出包膜外，侵及皮下组织、喉、气管、食管、喉返神经

T4b　肿瘤侵及椎管前筋膜、纵隔血管，或包裹颈总动脉

未分化癌

T4a　肿瘤局限于甲状腺内

T4b　肿瘤已侵出包膜

所有类型

N1a　Ⅵ水平

N1b　其余区域淋巴结

（张霞 译　钟殿胜 校）

消化系统肿瘤

消化系统肿瘤包括以下部位的肿瘤:

- 食管和胃食管交界区;
- 胃;
- 胃肠道间质瘤(GIST);
- 小肠;
- 神经内分泌肿瘤;
- 阑尾;
- 结肠和直肠;
- 肛管;
- 肝细胞癌;
- 肝内胆管癌;
- 胆囊;
- 门周胆管,远端肝外胆管;
- 壶腹;
- 胰腺。

每个部位的肿瘤按照以下标题进行描述:

- 使用 TNM 分期流程的分期原则,如果其他的方法可以提高治疗前评估的准确性,也可采用;
- 解剖分区及亚区(如果适用);
- 区域淋巴结的定义;
- TNM 临床分期;
- pTNM 病理学分期;

- G 组织病理学分级；
- 分期；
- 小结。

区域淋巴结

在每个部位通常要标注淋巴结清扫术标本内淋巴结的数目。

远处转移

M1 和 pM1 分期按照以下代码注释：

肺	PUL	骨髓	MAR
骨	OSS	胸膜	PLE
肝	HEP	腹膜	PER
脑	BRA	肾上腺	ADR
淋巴结	LYM	皮肤	SKI
其他	OTH		

组织病理学分级

除肝部肿瘤以外，G 分级的定义适用于其他所有消化系统肿瘤。

G：组织病理学分级

Gx　分化程度无法评价

G1　高分化

G2　中分化

G3　低分化

G4　未分化

R 分类

详见第 15 页。

（寻广苏 译　李志刚 校）

食管（包括食管胃交界处）癌

（ICD-O C15）

包括食管胃交界（C16.0）

分期原则

此分期适用于食管癌及食管胃交界处的腺癌。需经组织病理学确诊并根据局部解剖学和组织类型进行病例分类。肿瘤中心位于食管胃交界处5cm内并向食管内扩展的肿瘤，以食管癌归类和分期。肿瘤中心位于胃内且距食管胃交界处大于5cm，或肿瘤中心位于食管胃交界处5cm内未向食管扩展的肿瘤，均以胃癌归类和分期。

以下是 TNM 分期的检查流程：

T 分期　　体格检查、影像学检查、内镜（包括支气管镜）检查和（或）手术探查

N 分期　　体格检查、影像学检查和（或）手术探查

M 分期　　体格检查、影像学检查和（或）手术探查

解剖亚区

1. 颈段食管（C15.0）：自环状软骨下缘至胸廓入口（胸骨上切迹），距门齿约 18cm。

2. 胸段食管

　　(1)胸上段(C15.3)：自胸廓入口至气管分叉,距门
　　　　齿约24cm;

　　(2)中胸段(C15.4)：是气管分叉与食管胃交界处的
　　　　近半段,其下界距门齿约32cm;

　　(3)下胸段(C15.5)：约8cm长(包括腹段食管),是
　　　　气管分叉与食管胃交界处的远半段。其下界距
　　　　门齿约40cm。

3. 食管胃交界处(C16.0)

区域淋巴结

　　无论其原发肿瘤位置如何,区域淋巴结是包括腹腔
干淋巴结和颈部食管旁淋巴结的食管引流区淋巴结,但
不包括锁骨上淋巴结。

TNM 临床分期

T：原发肿瘤

TX　原发肿瘤不能评估

T0　没有原发肿瘤的证据

Tis　原位癌/重度增生

T1　肿瘤侵及黏膜固有层、黏膜肌层和黏膜下层

　　T1a　肿瘤侵及黏膜固有层或黏膜肌层

　　T1b　肿瘤侵及黏膜下层

T2　肿瘤侵及固有肌层

T3　肿瘤侵及纤维膜

T4   肿瘤侵及邻近结构

    T4a   肿瘤侵及胸膜、心包和横膈

    T4b   肿瘤侵及其他邻近结构,如主动脉、椎体或气管

N：区域淋巴结

NX   区域淋巴结转移无法确定

N0   无区域淋巴结转移

N1   1~2 个区域淋巴结转移

N2   3~6 个区域淋巴结转移

N3   7 个或 7 个以上区域淋巴结转移

M：远处转移

M0   无远处转移

M1   有远处转移

pTNM 病理学分期

    pT 和 pN 分期与 T 和 N 的分期相对应,pM 分期见第 11 页。

pN0   区域淋巴结切除标本的组织学检查通常包括 6 个或 6 个以上的淋巴结。

    如果淋巴结是阴性的,但是检查的数目没有达到要求,仍可归类为 pN0 分期。

G 组织病理学分级

    见第 64 页定义。

分期

食管和食管胃交界处癌

0 期	Tis	N0	M0
Ⅰ A 期	T1	N0	M0
Ⅰ B 期	T2	N0	M0
Ⅱ A 期	T3	N0	M0
Ⅱ B 期	T1，T2	N1	M0
Ⅲ A 期	T4a	N0	M0
	T3	N1	M0
	T1，T2	N2	M0
Ⅲ B 期	T3	N2	M0
Ⅲ C 期	T4a	N1，N2	M0
	T4b	任何 N	M0
	任何 T	N3	M0
Ⅳ期	任何 T	任何 N	M1

预后分组

鳞状细胞癌

	T	N	M	分级	位置 *
0 组	Tis	0	0	1	任何
ⅠA 组	1	0	0	1，×	任何
ⅠB 组	1	0	0	2，3	任何
	2，3	0	0	1，×	下段，×
ⅡA 组	2，3	0	0	1，×	上段，中段
	2，3	0	0	2，3	下段，×
ⅡB 组	2，3	0	0	2，3	上段，中段
	1，2	1	0	任何	任何
ⅢA 组	1，2	2	0	任何	任何
	3	1	0	任何	任何
	4a	0	0	任何	任何
ⅢB 组	3	2	0	任何	任何
ⅢC 组	4a	1，2	0	任何	任何
	4b	任何	0	任何	任何
	任何	3	0	任何	任何
Ⅳ组	任何	任何	1	任何	任何

注：＊上段、中段和下段与胸内食管三段分别对应。

腺癌

	T	N	M	分级
0 组	Tis	0	0	1
Ⅰ A 组	1	0	0	1,2,×
Ⅰ B 组	1	0	0	3
	2	0	0	1,2,×
Ⅱ A 组	2	0	0	3
Ⅱ B 组	3	0	0	任何
	1,2	1	0	任何
Ⅲ A 组	1,2	2	0	任何
	3	1	0	任何
	4a	0	0	任何
Ⅲ B 组	3	2	0	任何
Ⅲ C 组	4a	1,2	0	任何
	4b	任何	0	任何
	任何	3	0	任何
Ⅳ组	任何	任何	1	任何

小结

食管(包括食管胃交界处)癌
T1   黏膜固有层(T1a),黏膜下层(T1b)
T2   固有肌层
T3   纤维层
T4a   胸膜,心包,横膈
T4b   主动脉,椎体,气管
N1   1~2个区域淋巴结
N2   3~6个区域淋巴结
N3   7个或7个以上区域淋巴结
M1   远处转移

(韦森 译　李志刚 校)

胃癌

（ICD-O C16）

分期原则

此分期适用于胃癌,并需经组织病理学确诊。对于肿瘤中心位于食管胃交界处5cm内且向食管内扩展的肿瘤,以食管癌归类和分期。其他肿瘤中心位于胃内且距食管胃交界处大于5cm,或者肿瘤中心位于食管胃交界处5cm以内未向食管部扩展的肿瘤,均应以胃癌分期。

以下是TNM分期的检查流程:

T分期　体格检查、影像学检查、内镜检查和(或)手术探查

N分期　体格检查、影像学检查和(或)手术探查

M分期　体格检查、影像学检查和(或)手术探查

解剖亚区

1. 胃底（C16.1）
2. 胃体（C16.2）
3. 胃窦（C16.3）以及幽门部（C16.4）

区域淋巴结

　　胃部区域淋巴结包括：胃大弯以及胃小弯周围的淋巴结；胃左动脉旁、肝总动脉旁、脾动脉旁、腹腔动脉旁以及肝十二指肠韧带旁的淋巴结。

　　其他腹腔内淋巴结转移被视为远处转移，如：胰后、肠系膜、腹主动脉旁淋巴结。

TNM 临床分期

T：原发肿瘤

TX　原发肿瘤不能评估

T0　没有原发肿瘤的证据

Tis　原位癌：未侵及固有层的上皮内肿瘤、重度增生

T1　肿瘤侵及固有层、黏膜层或黏膜下层
　　T1a　肿瘤侵及固有层或者黏膜层
　　T1b　肿瘤侵及黏膜下层

T2　肿瘤侵及肌层

T3　肿瘤侵及浆膜下层

T4　肿瘤穿透浆膜层或者侵及邻近结构[1,2,3]
　　T4a　肿瘤穿透浆膜层

T4b　肿瘤侵及周围邻近结构[1,2,3]

注:1. 胃的邻近结构包括脾、横结肠、肝脏、膈肌、胰腺、腹壁、肾上腺、肾脏、小肠以及腹膜后间隙。

2. 透壁性浸润至十二指肠、食管(包括胃)的分期取决于其最大浸润的深度。

3. 肿瘤侵及胃结肠韧带、肝胃韧带、大网膜以及小网膜且尚未穿透腹腔脏层者视为T3。

N:区域淋巴结

NX　区域淋巴结转移无法确定

N0　无区域淋巴结转移

N1　1~2个区域淋巴结转移

N2　3~6个区域淋巴结转移

N3　7个或7个以上区域淋巴结转移

　　N3a　7~15个区域淋巴结转移

　　N3b　16个或16个以上区域淋巴结转移

M:远处转移

M0　无远处转移

M1　有远处转移

注:远处转移包括腹腔种植、腹腔细胞学检测阳性以及非持续性延伸的大网膜肿瘤。

pTNM 病理学分期

pT 和 pN 分期与 T 和 N 的分期相对应。pM 分期见第 11 页。

pN0   区域淋巴结切除标本的组织学检查通常包括 16 个或更多淋巴结。

如果淋巴结检测阴性,但是检查的淋巴结数目未达到要求,仍可归类为 pN0 分期。

G 组织病理学分级

见第 64 页定义。

分期

0 期	Tis	N0	M0
Ⅰ A 期	T1	N0	M0
Ⅰ B 期	T2	N0	M0
	T1	N1	M0
Ⅱ A 期	T3	N0	M0
	T2	N1	M0
	T1	N2	M0
Ⅱ B 期	T4a	N0	M0
	T3	N1	M0
	T2	N2	M0
	T1	N3	M0
Ⅲ A 期	T4a	N1	M0
	T3	N2	M0
	T2	N3	M0
Ⅲ B 期	T4b	N0 , N1	M0
	T4a	N2	M0
	T3	N3	M0
Ⅲ C 期	T4a	N3	M0
	T4b	N2 , N3	M0
Ⅳ 期	任何 T	任何 N	M1

小结

胃癌
T1 固有层(T1a),黏膜下层(T1b)
T2 肌层
T3 浆膜下
T4a 穿透浆膜层
T4b 侵及邻近结构
N1 1~2 个区域淋巴结
N2 3~6 个区域淋巴结
N3a 7~15 个区域淋巴结
N3b 16 个区域淋巴结或更多

（弓磊 译　李志刚 校）

胃肠道间质瘤（GIST）

分期原则

此分期适用于胃肠道间质瘤，且需经组织病理学确诊。

以下是 TNM 分期的检查流程：

T 分期　体格检查、影像学检查、内镜检查和（或）手术探查

N 分期　体格检查、影像学检查和（或）手术探查

M 分期　体格检查、影像学检查和（或）手术探查

解剖分区及亚区

- 食管（C15）
- 胃（C16）
- 小肠（C17）
  1. 十二指肠（C17.0）
  2. 空肠（C17.1）
  3. 回肠（C17.2）
- 结肠（C18）

- 直肠（C20）
- 网膜（C48.1）
- 肠系膜（C48.1）

区域淋巴结

区域淋巴结是原发肿瘤区域内的淋巴结。详见胃肠道解剖分区。

TNM 临床分期

T:原发肿瘤

TX　　原发肿瘤不能评估

T0　　没有原发肿瘤的证据

T1　　肿瘤最大直径≤2cm

T2　　肿瘤最大直径>2cm,但≤5cm

T3　　肿瘤最大直径>5cm,但≤10cm

T4　　肿瘤最大直径>10cm

N:区域淋巴结

NX　　区域淋巴结转移无法确定 *

N0　　无区域淋巴结转移

N1　　有区域淋巴结转移

注：* NX:在 GIST 中区域淋巴结受累较少见,所以当临床诊断与病理诊断都未发现淋巴结受累时,应用 N0 来代替 NX 或者 pNX。

M:远处转移

M0　无远处转移

M1　有远处转移

pT 和 pN 分期与 T 和 N 的分期相对应。pM 分期见第 11 页。

GIST 分期取决于有丝分裂率*。

低有丝分裂率:≤5/50hpf

高有丝分裂率:>5/50hpf

注:* GIST 有丝分裂率:在 50 个高倍视野(hpf)下,应用 40 倍物镜计量的有丝分裂数目(在 50 个视野下总面积为 5mm^2)。

分期

胃 GIST *

				有丝分裂率
Ⅰ A 期	T1，T2	N0	M0	低
Ⅰ B 期	T3	N0	M0	低
Ⅱ 期	T1，T2	N0	M0	高
	T4	N0	M0	低
Ⅲ A 期	T3	N0	M0	高
Ⅲ B 期	T4	N0	M0	高
Ⅳ 期	任何 T	N1	M0	任何率
	任何 T	任何 N	M1	任何率

小肠 GIST *

				有丝分裂率
Ⅰ 期	T1，T2	N0	M0	低
Ⅱ 期	T3	N0	M0	低
Ⅲ A 期	T1	N0	M0	高
	T4	N0	M0	低
Ⅲ B 期	T2，T3，T4	N0	M0	高
Ⅳ 期	任何 T	N1	M0	任何率
	任何 T	任何 N	M1	任何率

注：* 胃 GIST 分期标准可应用于原发、孤立的网膜 GIST 分期中。

小肠 GIST 分期标准可应用于罕见发病部位，如：食管、结肠、直肠以及肠系膜。

小结

胃肠道间质瘤
T1　≤2cm
T2　>2cm,但≤5cm
T3　>5cm,但≤10cm
T4　>10cm

（弓磊 译　李志刚 校）

小肠癌

（ICD-O C17）

分期原则

此分期适用于小肠癌,并需经组织病理学确诊。

以下是 TNM 分期的检查流程:

T 分期　体格检查、影像学检查、内镜检查和（或）手术探查

N 分期　体格检查、影像学检查和（或）手术探查

M 分期　体格检查、影像学检查和（或）手术探查

解剖亚区

1. 十二指肠（C17.0）

2. 空肠（C17.1）

3. 回肠（C17.2）（不包括回盲瓣 C18.0）

注:此分期不适用于壶腹癌（见第 130 页）。

区域淋巴结

十二指肠的区域淋巴结包括胰十二指肠淋巴结、幽门淋巴结、肝淋巴结(胆总管周围淋巴结、胆囊淋巴结、肝门部淋巴结)、肠系膜上淋巴结。

空肠和回肠的区域淋巴结是肠系膜淋巴结,包括肠系膜上淋巴结。对于回肠末端,其区域淋巴结为包括盲肠后淋巴结的回结肠淋巴结。

TNM 临床分期

T:原发肿瘤

TX   原发肿瘤不能评估

T0   没有原发肿瘤的证据

Tis   原位癌

T1   肿瘤侵及固有层、黏膜肌层或黏膜下层

   T1a   肿瘤侵及固有层或黏膜肌层

   T1b   肿瘤侵及黏膜下层

T2   肿瘤侵及肌层

T3   肿瘤侵透肌层进入浆膜下层或非腹膜化的肌层周围组织(肠系膜及腹膜后腔 *),浸润范围≤2cm

T4   肿瘤穿透脏腹膜或直接侵及其他器官或组织(包括其他小肠肠袢,肠系膜,或浸润范围超过 2cm 的腹膜后腔,透过浆膜侵及腹壁;而对于十二指肠还可侵及胰腺)

注：* 非腹膜化的肌层周围组织在空肠和回肠是指部分
肠系膜，对缺少浆膜的十二指肠来说是指部分腹膜
后腔。

N：区域淋巴结

NX　区域淋巴结转移无法确定

N0　无区域淋巴结转移

N1　有 1~3 个区域淋巴结转移

N2　有 4 个或更多区域淋巴结转移

M：远处转移

M0　无远处转移

M1　有远处转移

pTNM 病理学分期

pT 和 pN 分期与 T 和 N 的分期相对应。pM 分期
见第 11 页。

pN0　区域淋巴结切除标本的组织学检查通常包括 6 个
或 6 个以上的淋巴结。

如果淋巴结检查阴性，但检查的数目没有达到要
求，仍可归类为 pN0 分期。

G 组织病理学分级

见第 64 页定义。

分期

0 期	Tis	N0	M0
I 期	T1 , T2	N0	M0
II A 期	T3	N0	M0
II B 期	T4	N0	M0
III A 期	任何 T	N1	M0
III B 期	任何 T	N2	M0
IV期	任何 T	任何 N	M1

小结

小肠癌
T1　固有层、黏膜下层
T2　肌层
T3　浆膜下层,非腹膜化的肌层周围组织(肠系膜,腹膜后腔),浸润范围≤2cm
T4　脏腹膜,其他器官或组织(包括肠系膜,腹膜后腔,浸润范围 > 2cm)
N1　1~3 个区域淋巴结
N2　>3 个区域淋巴结

（罗蒙 译　李志刚 校）

阑尾癌
（ICD-O C18.1）

分期原则

该部分包括两个独立的分类：一个是癌，另一个是类癌。都必须经组织病理学确诊，且癌分为黏蛋白腺癌和非黏蛋白腺癌。

阑尾杯状细胞类癌分类与癌一致。

分级对黏蛋白肿瘤尤为重要。

以下是 TNM 分期的检查流程：

T 分期　体格检查、影像学检查和（或）手术探查

N 分期　体格检查、影像学检查和（或）手术探查

M 分期　体格检查、影像学检查和（或）手术探查

解剖分区

阑尾（C18.1）

区域淋巴结

区域淋巴结是回结肠淋巴结。

TNM 临床分期

T：原发肿瘤

TX　　原发肿瘤不能评估

T0　　没有原发肿瘤的证据

Tis　　原位癌:上皮内或侵犯固有层[1]

T1　　肿瘤侵及黏膜下层

T2　　肿瘤侵及肌层

T3　　肿瘤侵及浆膜或阑尾系膜

T4　　肿瘤穿透脏腹膜,包括右下部腹膜黏蛋白肿瘤,和
　　　(或)直接侵犯其他器官或结构[2,3]

　　　T4a　肿瘤穿透脏腹膜,包括右下部腹膜黏蛋白肿瘤

　　　T4b　肿瘤直接侵犯其他器官或结构[2,3]

注：1. Tis:腺上皮基底膜内(上皮内)或固有层(黏膜
　　　 内)的癌细胞,没有穿透黏膜肌层进入黏膜下。

　　　2. 直接侵犯的 T4 包括通过浆膜方式侵犯其他肠
　　　 段,如回肠。

　　　3. 肉眼见肿瘤与其他器官或结构粘连,分为 T4b。
　　　 然而,如果显微镜下未见肿瘤与其他器官或结构
　　　 粘连,则分为 pT1,2 或 3 期。

N：区域淋巴结

NX　　区域淋巴结转移无法确定

N0　　无区域淋巴结转移

N1　　有 1~3 个区域淋巴结转移

N2　　有 4 个或更多区域淋巴结转移

注:无组织学证实有淋巴结转移的原发性阑尾癌在阑尾
　　周围脂肪组织中的肿瘤旁瘤样卫星病灶可以表现为

跳跃性转移(T3),静脉受侵犯发生的血管外转移
(T3,V1/2)或者整个淋巴结均为转移癌(N1/2)。

M :远处转移

M0   无远处转移

M1   有远处转移

M1a   右下腹以上的腹膜内转移,包括腹膜假黏液瘤

M1b   无腹膜转移

pTNM 病理学分期

pT 和 pN 分期与 T 和 N 的分期相对应。pM 分期
见第 11 页。

pN0   区域淋巴结切除标本的组织学检查通常包括 12
个或更多淋巴结。

如果淋巴结检查阴性,但是检查的淋巴结数目没
有达到要求,仍可归类为 pN0 分期。

G 组织病理学分级

GX   分化程度无法评价

G1   高分化   黏蛋白级别低

G2   中分化   黏蛋白级别高

G3   低分化   黏蛋白级别高

G4   未分化

分期

0 期	Tis	N0	M0	
I 期	T1 , T2	N0	M0	
II A 期	T3	N0	M0	
II B 期	T4a	N0	M0	
II C 期	T4b	N0	M0	
III A 期	T1 , T2	N1	M0	
III B 期	T3 , T4	N1	M0	
III C 期	任何 T	N2	M0	
IV A 期	任何 T	N0	M1a	G1
IV B 期	任何 T	N0	M1a	G2 , G3
	任何 T	N1 , N2	M1a	任何 G
IV C 期	任何 T	任何 N	M1b	任何 G

小结

阑尾癌:独立于非黏蛋白癌的黏蛋白癌

T1	黏膜下层
T2	固有肌层
T3	浆膜下层，非腹膜被覆阑尾周围组织，阑尾系膜
T4a	肿瘤穿透脏腹膜或右下部腹膜黏蛋白肿瘤
T4b	侵及其他器官或结构
N1	≤3 个区域淋巴结
N2	>3 个区域淋巴结
M1a	右下腹以上的腹膜内转移，腹膜假黏液瘤
M1b	无腹膜转移

（罗蒙　译　李志刚　校）

阑尾类癌

（高分化神经内分泌肿瘤）

T:原发肿瘤[1]

TX 原发肿瘤不能评估

T0 没有原发肿瘤的证据

T1 肿瘤最大直径≤2cm

     T1a 肿瘤最大直径≤1cm

     T1b 肿瘤最大直径>1cm,但≤2cm

T2 肿瘤最大直径>2cm,但≤4cm,或延伸至盲肠

T3 肿瘤最大直径>4cm 或延伸至回肠

T4 肿瘤穿透腹膜或侵及其他邻近器官或组织结构,如腹壁和骨骼肌[2]

注:1. 杯状细胞类癌的分期是按照癌的分期进行的。

    2. 肉眼见肿瘤与其他器官或结构粘连,分为 T4。然而,如果肉眼未见肿瘤与其他器官或结构粘连,则分为 pT1－3 期。

N:区域淋巴结

NX 区域淋巴结转移无法确定

N0 无区域淋巴结转移

N1 有区域淋巴结转移

M：远处转移

M0   无远处转移

M1   有远处转移

pTNM 病理学分期

pT 和 pN 分期与 T 和 N 分期相对应。pM 分期见第 11 页。

pN0   区域淋巴结切除标本的组织学检查通常包括 12 个或更多淋巴结。

如果淋巴结检查阴性，但是检查的淋巴结数目没有达到要求，仍可归类为 pN0 分期。

组织病理学分级

组织学分级并不适用于类癌，但是有丝分裂 2 ～ 10/10hpf 和（或）中央坏死是典型类癌的特征，其在肺部类癌中更常见。

分期

Ⅰ 期	T1	N0	M0
Ⅱ 期	T2，T3	N0	M0
Ⅲ 期	T4	N0	M0
	任何 T	N1	M0
Ⅳ 期	任何 T	任何 N	M1

小结

阑尾类癌（高分化神经内分泌肿瘤）
T1a   ≤1cm
T1b   >1cm，但≤2cm
T2   >2cm，但≤4cm；盲肠
T3   >4cm，回肠
T4   穿透腹膜；侵及其他器官或结构
N1   区域淋巴结转移

（张琳琳 译 李志刚 校）

胃、小肠及大肠类癌

（分化好的神经内分泌肿瘤及分化好的神经内分泌癌）

分期原则

此分期系统适用于胃肠道类癌（分化好的神经内分泌肿瘤）和非典型类癌（分化好的神经内分泌癌），不包括阑尾。

胰腺和肺的神经内分泌/内分泌肿瘤的分期按照其各自部位肿瘤的分期标准进行。皮肤的默克尔细胞癌有不同的分期。

高级别的神经内分泌癌不包括在本分期之内，它们的分期按照其各自部位肿瘤的分期标准进行。

区域淋巴结

区域淋巴结随肿瘤的部位不同而不同。

胃癌 TNM 临床分期

T:原发肿瘤

TX　原发肿瘤无法评价

T0　没有原发肿瘤的证据

Tis　原位类癌/发育不良(肿瘤小于0.5mm,局限于黏膜)

T1　肿瘤局限于黏膜,且肿瘤最大直径≥0.5mm,但
　　≤1cm;或肿瘤侵及黏膜下层并且肿瘤最大直径
　　≤1cm

T2　肿瘤侵犯肌固有层或最大直径 >1cm

T3　肿瘤侵及浆膜下层

T4　肿瘤侵透脏层腹膜(浆膜层)或者侵及其他器官或
　　周围组织

注:无论肿瘤大小,如果是多发肿瘤,则加(m)。

N:区域淋巴结

NX　区域淋巴结转移无法确定

N0　无区域淋巴结转移

N1　有区域淋巴结转移

M:远处转移

M0　无远处转移

M1　有远处转移

十二指肠/壶腹/空肠/回肠癌 TNM 临床分期

T:原发肿瘤

TX　原发肿瘤无法评价

T0　没有原发肿瘤的证据

T1　肿瘤侵犯黏膜固有层或侵犯黏膜下层,但肿瘤大小
　　≤1cm *

T2　肿瘤侵犯肌固有层或肿瘤大小 >1cm

T3　空、回肠肿瘤侵及浆膜下

　　壶腹、十二指肠肿瘤侵及胰腺或腹膜后

T4　肿瘤侵透脏层腹膜(浆膜层)或者侵及其他器官或
　　邻近结构

注：＊对于壶腹部神经节细胞副神经节瘤,肿瘤局限于
　　法特壶腹。

　　无论肿瘤大小,如果是多发肿瘤,则加(m)。

N:区域淋巴结

NX　区域淋巴结转移无法确定

N0　无区域淋巴结转移

N1　有区域淋巴结转移

M:远处转移

M0　无远处转移

M1　有远处转移

大肠癌 TNM 临床分期

T:原发肿瘤

TX　原发肿瘤无法评价

T0　没有原发肿瘤的证据

T1　肿瘤侵犯黏膜固有层或侵犯黏膜下层,但肿瘤大小
　　≤2cm

　　T1a　肿瘤大小＜1cm

　　T1b　肿瘤大小为 1～2cm

T2　肿瘤侵犯固有肌层或大于 2cm

T3　肿瘤侵及浆膜下或侵及无腹膜被覆的直、结肠周围组织

T4　肿瘤侵透腹膜或者侵及其他器官

注：无论肿瘤大小，如果是多发肿瘤，则加（m）。

N：区域淋巴结

NX　区域淋巴结转移无法确定

N0　无区域淋巴结转移

N1　有区域淋巴结转移

M：远处转移

M0　无远处转移

M1　有远处转移

pTNM 病理学分期

　　pT 和 pN 分期与 T 和 N 分期相对应。pM 分期见第 11 页。

G 组织病理学分级

　　下面的分级方案建议应用于胃肠道类癌：

分级	有丝分裂计数 （每 10 个高倍视野）[1]	Ki – 67 指数 （％）[2]
G1	< 2	≤2
G2	2 ~ 20	3 ~ 20
G3	> 20	> 20

注:1. 10 个高倍视野:1 个高倍视野 $= 2mm^2$,在有丝分
    裂最多区域观察最少 40 个视野(40 倍)。
  2. Ki – 67/MIB1 抗体:在核标记最高区域的 2000
    个细胞,其中标记细胞所占的百分比。

分期(非阑尾 GI 类癌)

I 期	T1	N0	M0
II A 期	T2	N0	M0
II B 期	T3	N0	M0
III A 期	T4	N0	M0
III B 期	任何 T	N1	M0
IV 期	任何 T	任何 N	M1

小结

胃：类癌

Tis	黏膜 ＜0.5mm
T1	黏膜 0.5mm 到 1cm，或黏膜下 ≤1cm
T2	肌固有层或 ＞1cm
T3	浆膜下
T4	侵透浆膜；邻近结构

小肠：类癌

T1	黏膜固有层或者黏膜下且 ≤1cm
T2	肌固有层或 ＞1cm
T3	空回肠：浆膜下
	壶腹、十二指肠：侵及胰腺或腹膜后
T4	侵透浆膜；邻近结构

大肠：类癌

T1	黏膜固有层或黏膜下层且 ≤2cm
	T1a　　＜1cm
	T1b　　1～2cm
T2	肌固有层或 ＞2cm
T3	浆膜下或结直肠周围组织
T4	侵透浆膜；邻近结构

（赵荣志 译　李志刚 校）

结肠和直肠癌

（ICD-O C18 – 20）

分期原则

此分期适用于结肠和直肠癌，并需经组织病理学确诊。

以下是 TNM 分期的检查流程：

T 分期　体格检查、影像学检查、内镜检查和（或）手术探查

N 分期　体格检查、影像学检查和（或）手术探查

M 分期　体格检查、影像学检查和（或）手术探查

解剖分区及亚区

结肠（C18）

1. 盲肠（C18.0）

2. 升结肠（C18.2）

3. 肝曲（C18.3）

4. 横结肠（C18.4）

5. 脾曲（C18.5）

6. 降结肠（C18.6）

7. 乙状结肠（C18.7）

直肠乙状结肠连接部（C19）

直肠（C20）

区域淋巴结

下面是每个解剖学分区或亚区的区域淋巴结：

盲肠	回结肠淋巴结,右结肠淋巴结
升结肠	回结肠淋巴结,右结肠淋巴结,中结肠淋巴结
肝区	右结肠淋巴结,中结肠淋巴结
横结肠	右结肠淋巴结,中结肠淋巴结,左结肠淋巴结,肠系膜下淋巴结
脾区	中结肠淋巴结,左结肠淋巴结,肠系膜下淋巴结
降结肠	左结肠淋巴结,肠系膜下淋巴结
乙状结肠	乙状结肠淋巴结,左结肠淋巴结,直肠上(痔)淋巴结,肠系膜下淋巴结,直肠乙状结肠淋巴结
直肠	直肠上、中、下淋巴结,肠系膜下淋巴结,髂内淋巴结,直肠系膜淋巴结(直肠周),骶外侧淋巴结,骶骨前淋巴结,骶骨岬淋巴结

除外以上部位的淋巴结转移,其余均为远处转移

TNM 临床分期

T:原发肿瘤

TX　原发肿瘤无法评估

T0　没有原发肿瘤的证据

Tis[1]　原位癌:上皮内或侵及黏膜固有层

T1　侵犯黏膜下

T2　侵犯肠壁固有肌层

T3　肿瘤侵犯肌层穿入浆膜下,或穿入腹腔动脉或直肠旁组织,但未穿破腹膜

T4　直接侵犯其他器官或组织结构和(或)穿透脏层腹膜

　　T4a　肿瘤穿透脏层腹膜

　　T4b　肿瘤直接侵犯其他器官或组织结构[2,3]

注:1. Tis 包括癌细胞局限于腺体基底膜(上皮内)或固有层(黏膜内),未穿透黏膜肌层侵及黏膜下层。

　　2. T4b 所指直接侵犯包括经显微镜证实的通过浆膜侵犯其他器官或结直肠其他节段,或者腹膜后或腹膜下肿瘤,穿透肌层直接侵犯其他器官或组织。

　　3. 肉眼可见肿瘤与其他器官或结构粘连,归为 cT4b,而如果经显微镜检查证实无粘连,则根据解剖浸润深度归为 pT1 – 3。

N:区域淋巴结

NX　区域淋巴结转移无法确定

N0　无区域淋巴结转移

N1　1~3 个区域淋巴结转移

　　N1a　1 个区域淋巴结转移

　　N1b　2~3 个区域淋巴结转移

　　N1c　肿瘤种植,如卫星结节 *,位于浆膜下层,或者在无腹膜覆盖的结肠或直肠周围组织,但无区域淋巴结转移

N2　4 个或更多的区域淋巴结转移

N2a　4～6 个区域淋巴结转移

N2b　7 个或更多的区域淋巴结转移

注:＊肿瘤种植(卫星结节),如位于原发肿瘤的结肠或直肠周围脂肪组织内的淋巴引流区内的肉眼或显微镜可见的癌巢或结节(组织学证据显示结节内无残留淋巴结),可能是淋巴结的跳跃式传播,通过血管外侵犯所致的静脉受侵 (V1/2)或者完全被肿瘤取代的淋巴结(N1/2)。如果此肿瘤结节为仅观察到的病变 ,则归类为 T1 或 T2,否则 T 分期不变,肿瘤结节归为 N1c 类。如果经病理证实瘤结节为被肿瘤取代的淋巴结(表面光滑),它应该被归为阳性淋巴结而不是卫星结节,在术后 N 分期中,计算瘤结节时必须与淋巴结区分。

M:远处转移

M0　无远处转移

M1　有远处转移

M1a　转移局限于一个器官(例如,肝、肺、卵巢、非区域淋巴结)

M1b　转移至腹膜或多于一个器官

pTNM 病理学分期

pT 和 pN 分期与 T 和 N 分期相对应,pM 分期见第11 页。

pN0　区域淋巴结切除标本的组织学检查通常包括 12个或 12 个以上的淋巴结。

如果淋巴结检查阴性,但检查的数目未达到要求,仍可归类为 pN0 分期。

G 组织病理学分级

见第 64 页定义。

分期

0	Tis	N0	M0
Ⅰ 期	T1,T2	N0	M0
Ⅱ 期	T3,T4	N0	M0
Ⅱ A 期	T3	N0	M0
Ⅱ B 期	T4a	N0	M0
Ⅱ C 期	T4b	N0	M0
Ⅲ 期	任何 T	N1,N2	M0
Ⅲ A 期	T1,T2	N1	M0
	T1	N2a	M0
Ⅲ B 期	T3,T4a	N1	M0
	T2,T3	N2a	M0
	T1,T2	N2b	M0
Ⅲ C 期	T4a	N2a	M0
	T3,T4a	N2b	M0
	T4b	N1,N2	M0
Ⅳ A 期	任何 T	任何 N	M1a
Ⅳ B 期	任何 T	任何 N	M1b

小结

结肠和直肠癌

T1　　黏膜下

T2　　侵犯肠壁固有肌层

T3　　浆膜下，直肠周围组织

T4a　脏层腹膜

T4b　其他器官或组织结构

N1a　1 个区域淋巴结

N1b　2~3 个区域淋巴结

N1c　卫星结节（无区域淋巴结）

N2a　4~6 个区域淋巴结

N2b　7 个或更多区域淋巴结

M1a　1 个器官

M1b　多于 1 个器官,腹膜

（郭善娴 译　李志刚 校）

肛管癌

（ICD-O C21.1）

肛管是从直肠延伸到肛周皮肤（连接带发皮肤）的肠管。肛管括约肌内层在齿状线以上被覆黏膜，在齿状线以下被覆上皮组织。在肛门边缘的肿瘤（ICD－O C44.5）归为皮肤肿瘤。

分期原则

此分期适用于肛管癌。需经组织病理学确诊并根据组织学类型进行分类。

以下是TNM分期的检查流程：

T 分期　体格检查、影像学检查、内镜检查和（或）手术探查

N 分期　体格检查、影像学检查和（或）手术探查

M 分期　体格检查、影像学检查和（或）手术探查

区域淋巴结

区域淋巴结包括直肠周围、回肠内和腹股沟淋巴结。

TNM 临床分期

T:原发肿瘤

TX　原发肿瘤不能评估

T0　没有原发肿瘤的证据

Tis　原位癌、鲍文(Bowen)病、重度鳞状上皮内瘤样病变
　　(HSIL)、肛门上皮内瘤Ⅱ－Ⅲ(AIN Ⅱ－Ⅲ)

T1　肿瘤最大直径≤2cm

T2　肿瘤最大直径>2cm,但≤5cm

T3　肿瘤最大直径>5cm

T4　任何大小肿瘤侵及邻近器官,如阴道、尿道、膀胱[1]

注:1. 仅直接侵及直肠壁、肛周皮肤、皮下组织或括约
　　肌的原发肿瘤不能被分为 T4。

N:区域淋巴结

NX　区域淋巴结转移不能确定

N0　无区域淋巴结转移

N1　转移至肛周淋巴结

N2　转移至一侧回肠内和(或)一侧腹股沟淋巴结

N3　转移至肛周和腹股沟淋巴结和(或)两侧回肠内和
　　(或)两侧腹股沟淋巴结

M:远处转移

M0　无远处转移

M1　有远处转移

pTNM 病理学分期

pT 和 pN 分期与 T 和 N 分期相对应。pM 分期见第 11 页。

pN0　区域直肠周围/骨盆淋巴结切除标本的组织学检查通常包括 12 个或 12 个以上淋巴结;区域腹股沟淋巴结切除标本的组织学检查通常包括 6 个或 6 个以上淋巴结。

如果淋巴结检查阴性,但检查的数目没有达到要求,仍可归类为 pN0 分期。

G 组织病理学分级

见第 64 页定义。

分期

0 期	Tis	N0	M0
I 期	T1	N0	M0
II 期	T2,T3	N0	M0
III A 期	T1,T2,T3	N1	M0
	T4	N0	M0
III B 期	T4	N1	M0
	任何 T	N2,N3	M0
IV 期	任何 T	任何 N	M1

小结

肛管癌
T1　≤2cm
T2　>2cm,但≤5cm
T3　>5cm
T4　侵及邻近器官
N1　直肠周围淋巴结
N2　单侧回肠内/腹股沟淋巴结
N3　直肠周围和腹股沟、双侧回肠内/腹股沟淋巴结

（张琳琳　译　李志刚　校）

肝细胞癌

（ICD-O C22.0）

分期原则

此分期主要适用于肝细胞癌。

肝胆管（肝内胆管）癌有独立的分期（见第116页）。并需经组织病理学证实。

以下是TNM分期的检查流程：

T分期　体格检查、影像学检查和（或）手术探查

N分期　体格检查、影像学检查和（或）手术探查

M分期　体格检查、影像学检查和（或）手术探查

注：尽管肝硬化是影响预后的重要因素，但作为一个独立的预后变量，并不影响TNM分期。

区域淋巴结

区域淋巴结包括肝门部淋巴结，沿肝固有动脉分布的肝淋巴结，沿门静脉分布的门脉周围淋巴结，以及那些沿肾静脉水平以上的下腔静脉分布的淋巴结（不包括膈下淋巴结）。

TNM 临床分期

T：原发肿瘤

TX　原发肿瘤不能评估

T0　没有原发肿瘤的证据

T1　无血管浸润的单个肿瘤

T2　有血管浸润的单个肿瘤或多个肿瘤，其最大直径≤5cm

T3　多个肿瘤，任何一个的最大直径＞5cm；或肿瘤侵犯门静脉或肝静脉的主要分支

    T3a　多个肿瘤，任何一个的最大直径＞5cm

    T3b　肿瘤侵犯门静脉或肝静脉的主要分支

T4　肿瘤直接侵犯除胆囊以外的邻近脏器，或穿破内脏腹膜

N：区域淋巴结

NX　区域淋巴结转移无法确定

N0　无区域淋巴结转移

N1　有区域淋巴结转移

M：远处转移

M0　无远处转移

M1　有远处转移

pTNM 病理学分期

pT 和 pN 分期与 T 和 N 分期相对应。pM 分期见第 11 页。

pN0 区域淋巴结切除标本的组织学检查通常包括 3 个或 3 个以上淋巴结。

如果淋巴结检查阴性,但检查的淋巴结数目没有达到要求,仍可归类为 pN0 分期。

G 组织病理学分级

组织病理学分级见:Edmondson HA,Steiner PE. Primary carcinoma of the liver: a study of 100 cases among 48 900 necropsies. *Cancer* 1954;7:462 – 504。

Edmonson/Steiner 分级分为 1、2、3、4 级。

分期

Ⅰ 期	T1	N0	M0
Ⅱ 期	T2	N0	M0
Ⅲ A 期	T3a	N0	M0
Ⅲ B 期	T3b	N0	M0
Ⅲ C 期	T4	N0	M0
Ⅳ A 期	任何 T	N1	M0
Ⅳ B 期	任何 T	任何 N	M1

小结

肝细胞癌
T1　单个肿瘤,无血管浸润
T2　单个肿瘤,有血管浸润;多个肿瘤,最大直径 　　≤5cm
T3　(a)多个肿瘤,最大直径 >5cm 　　(b)侵及门静脉或肝静脉的主要分支
T4　侵及除胆囊以外的邻近脏器,穿破内脏腹膜
N1　区域淋巴结

（邓益 译　李志刚 校）

肝内胆管癌

（ICD-O C22.1）

分期原则

此分期只适用于肝内胆管癌、胆管细胞癌和混合性肝细胞胆管细胞癌。

以下是 TNM 分期的检查流程：

T 分期　体格检查、影像学检查和（或）手术探查

N 分期　体格检查、影像学检查和（或）手术探查

M 分期　体格检查、影像学检查和（或）手术探查

区域淋巴结

右叶肝内胆管癌的区域淋巴结包括肝门部淋巴结（包括胆总管周围淋巴结，肝动脉周围淋巴结，门静脉周围淋巴结和胆囊管周围淋巴结），十二指肠周围淋巴结及胰周淋巴结。

左叶肝内胆管癌的区域淋巴结包括肝门部淋巴结及肝胃韧带淋巴结。

肝内胆管癌扩散到腹腔淋巴结和（或）主动脉周围淋巴结及腔静脉周围淋巴结的为远处转移（M1）。

TNM 临床分期

T：原发肿瘤

TX 原发肿瘤不能评估

T0 没有原发肿瘤的证据

Tis 原位癌（胆管内肿瘤）

T1 单发肿瘤，无血管浸润

T2a 单发肿瘤，有血管浸润

T2b 多发肿瘤，有或无血管浸润

T3 肿瘤侵透脏层腹膜或直接侵及邻近肝外组织

T4 肿瘤伴胆管外侵犯（胆管外生长模式）

N：区域淋巴结

NX 区域淋巴结转移无法确定

N0 无区域淋巴结转移

N1 有区域淋巴结转移

M：远处转移

M0 无远处转移

M1 有远处转移

pTNM 病理学分期

pT 和 pN 分期与 T 和 N 分期相对应，pM 分期见第 11 页。

pN0 区域淋巴结切除标本的组织学检查通常包括 3 个或 3 个以上淋巴结。

如果淋巴结检查阴性,但是检查的淋巴结数目没有达到要求,仍可归类为 pN0 分期。

G 组织病理学分级

见第 64 页定义。

分期

Ⅰ 期	T1	N0	M0
Ⅱ 期	T2	N0	M0
Ⅲ 期	T3	N0	M0
ⅣA 期	T4	N0	M0
	任何 T	N1	M0
ⅣB 期	任何 T	任何 N	M1

小结

肝内胆管癌	
T1	单发肿瘤,无血管浸润
T2a	单发肿瘤,有血管浸润
T2b	多发肿瘤
T3	侵透脏层腹膜或直接侵及邻近肝外组织
T4	胆管外浸润
N1	区域淋巴结

(邱小明 译　周清华 校)

胆囊癌

（ICD-O C23）

分期原则

此分期适用于胆囊癌和胆囊管癌,需经组织病理学确诊。

以下是 TNM 分期的检查流程:

T 分期　体格检查、影像学检查和(或)手术探查

N 分期　体格检查、影像学检查和(或)手术探查

M 分期　体格检查、影像学检查和(或)手术探查

区域淋巴结

区域淋巴结为肝门部淋巴结(包括胆总管周围淋巴结,肝总动脉周围淋巴结,门静脉周围淋巴结和胆囊管周围淋巴结)。

腹腔淋巴结、十二指肠周围淋巴结、胰周及肠系膜上动脉淋巴结受累表示远处转移(M1)。

TNM 临床分期

T:原发肿瘤

TX　原发肿瘤不能评估

T0　没有原发肿瘤的证据

Tis　原位癌

T1　肿瘤侵及固有层或肌层

　　T1a　肿瘤侵及固有层

　　T1b　肿瘤侵及肌层

T2　肿瘤侵及肌肉周围结缔组织,尚未侵透浆膜或进入肝脏

T3　肿瘤侵透浆膜(脏腹膜)和(或)直接侵及肝脏和(或)一个其他的邻近器官或组织,如胃、十二指肠、结肠、胰腺、网膜、肝外胆道

T4　肿瘤侵及门静脉或肝动脉,或侵及 2 个或更多肝外器官或组织

N:区域淋巴结

NX　区域淋巴结转移无法确定

N0　无区域淋巴结转移

N1　有区域淋巴结转移(包括胆囊管周围淋巴结,胆总管周围淋巴结,肝总动脉周围淋巴结和门静脉周围淋巴结)

M:远处转移

M0　无远处转移

M1　有远处转移

pTNM 病理学分期

pT 和 pN 分期与 T 和 N 分期相对应。pM 分期见第 11 页。

pN0 区域淋巴结切除标本的组织学检查通常包括至少 3 个淋巴结。

如果淋巴结检查阴性,但是检查的淋巴结数目没有达到要求,仍可归类为 pN0 分期。

G 组织病理学分级

见第 64 页定义。

分期

0 期	Tis	N0	M0
Ⅰ 期	T1	N0	M0
Ⅱ 期	T2	N0	M0
ⅢA 期	T3	N0	M0
ⅢB 期	T1 , T2 , T3	N1	M0
ⅣA 期	T4	任何 N	M0
ⅣB 期	任何 T	任何 N	M1

小结

胆囊癌
T1   固有层或肌层 　　　T1a　固有层 　　　T1b　肌层 T2   肌肉周围结缔组织 T3   浆膜,一个器官和(或)肝 T4   门静脉,肝动脉,2 个或以上的肝外器官 N1   胆囊管,胆总管,肝总动脉和门静脉周围淋 　　　巴结

（邱小明 译　周清华 校）

肝门周围胆管癌

（ICD-O C24.0）

分期原则

此分期适用于肝门部胆管癌（Klatskin 瘤），包括左右肝胆管及胆总管。

以下是 TNM 分期的检查流程：

T 分期　体格检查、影像学检查和(或)手术探查

N 分期　体格检查、影像学检查和(或)手术探查

M 分期　体格检查、影像学检查和(或)手术探查

解剖亚区及分区

肝门部胆管癌是定位在肝外胆管网近端到胆囊管起始位置的肿瘤。

区域淋巴结

区域淋巴结包括在肝十二指肠韧带处的肝门部淋巴结和胆囊周围淋巴结。

TNM 临床分期

T：原发肿瘤

TX　原发肿瘤不能评估

T0　没有原发肿瘤的证据

Tis　原位癌

T1　肿瘤局限于胆管，可至肌层或纤维组织

T2a　肿瘤侵及胆管壁及周围脂肪组织

T2b　肿瘤侵及邻近肝实质

T3　肿瘤侵及门静脉或肝动脉的单个分支

T4　肿瘤侵及门静脉或其 2 个分支；或肝总动脉；或两侧二级胆管根；或一侧二级胆管根及对侧门静脉或肝动脉

N：区域淋巴结

NX　区域淋巴结转移无法确定

N0　无区域淋巴结转移

N1　区域淋巴结转移，包括胆囊管周围，胆总管周围，肝总动脉周围及门静脉周围的淋巴结

M：远处转移

M0　无远处转移

M1　有远处转移

pTNM 病理学分期

pT 和 pN 分期与 T 和 N 分期相对应。pM 分期见第 11 页。

pN0　区域淋巴结切除标本的组织学检查通常包括至少 15 个淋巴结。

如果淋巴结检查阴性,但是检查的淋巴结数目没有达到要求,仍可归类为 pN0 分期。

G 组织病理学分级

见第 64 页定义。

分期

0 期	Tis	N0	M0
I 期	T1	N0	M0
II 期	T2a,T2b	N0	M0
IIIA 期	T3	N0	M0
IIIB 期	T1,T2,T3	N1	M0
IVA 期	T4	N0,N1	M0
IVB 期	任何 T	任何 N	M1

小结

肝门周围胆管癌
T1　　胆管壁
T2a　胆管壁周围
T2b　邻近肝实质
T3　　一侧肝门静脉或肝动脉分支
T4　　门静脉主干,两侧分支,或肝总动脉,两侧 　　　二级胆管根,一侧二级胆管根伴对侧门静 　　　脉或肝动脉累及
N1　　胆囊管、胆总管、肝总动脉、门静脉旁淋 　　　巴结

（邱小明　译　　周清华　校）

肝外胆管癌

（ICD-O C24.0）

分期原则

此分期适用于胆囊管附着处远端的肝外胆管癌。胆囊管癌归入胆囊癌。

以下是 TNM 分期的检查流程：

T 分期　体格检查、影像学检查和(或)手术探查

N 分期　体格检查、影像学检查和(或)手术探查

M 分期　体格检查、影像学检查和(或)手术探查

区域淋巴结

区域淋巴结位于胆总管周围，肝总动脉周围，腹腔干背侧周围，前后胰十二指肠淋巴结，及肠系膜上静脉旁和肠系膜上动脉右侧壁的淋巴结。

TNM 临床分期

T： 原发肿瘤

TX　原发肿瘤不能评估

T0　没有原发肿瘤的证据

Tis　原位癌

T1　肿瘤局限于胆管

T2 肿瘤侵及胆管壁周围

T3 肿瘤侵及胆囊、肝脏、胰腺、十二指肠或其他邻近器官

T4 肿瘤侵及腹腔干或肠系膜上动脉

N:区域淋巴结

NX 区域淋巴结转移无法确定

N0 无区域淋巴结转移

N1 有区域淋巴结转移

M:远处转移

M0 无远处转移

M1 有远处转移

pTNM 病理学分期

pT 和 pN 分期与 T 和 N 分期相对应。pM 分期见第 11 页。

pN0 区域淋巴结切除标本的组织学检查通常包括至少 12 个淋巴结。

如果淋巴结检查阴性,但是检查的淋巴结数目没有达到要求,仍可归类为 pN0 分期。

G 组织病理学分级

见第 64 页定义。

分期

0 期	Tis	N0	M0
Ⅰ A 期	T1	N0	M0
Ⅰ B 期	T2	N0	M0
Ⅱ A 期	T3	N0	M0
Ⅱ B 期	T1 , T2 , T3	N1	M0
Ⅲ 期	T4	任何 N	M0
Ⅳ 期	任何 T	任何 N	M1

小结

肝外胆管癌
T1　胆管壁
T2　胆管壁周围
T3　胆囊,胰腺,十二指肠,邻近器官
T4　腹腔干或肠系膜上动脉
N1　区域淋巴结

（邱小明　译　周清华　校）

法特壶腹癌

（ICD-O C24.1）

分期原则

此分期仅适用于法特壶腹癌。并需经组织病理学确诊。

以下是 TNM 分期的检查流程：

T 分期　体格检查、影像学检查和（或）手术探查

N 分期　体格检查、影像学检查和（或）手术探查

M 分期　体格检查、影像学检查和（或）手术探查

区域淋巴结

区域淋巴结位置：

上部　胰头及胰体上

下部　胰头及胰体下

前部　胰十二指肠前、幽门和近端肠系膜

后部　胰十二指肠后、胆总管和近端肠系膜

注:脾门淋巴结及胰尾淋巴结不属于区域淋巴结，这些淋巴结转移视为 M1。

TNM 临床分期

T:原发肿瘤

TX　原发肿瘤不能评估

T0　没有原发肿瘤的证据

Tis　原位癌

T1　肿瘤局限于法特壶腹或胆道口括约肌

T2　肿瘤侵及十二指肠壁

T3　肿瘤侵及胰腺

T4　肿瘤侵及胰周软组织或其他邻近器官或结构

N:区域淋巴结

NX　区域淋巴结转移无法确定

N0　无区域淋巴结转移

N1　有区域淋巴结转移

M:远处转移

M0　无远处转移

M1　有远处转移

pTNM 病理学分期

pT 和 pN 分期与 T 和 N 分期相对应。pM 分期见第 11 页。

pN0　区域淋巴结切除标本的组织学检查通常包括至少 10 个淋巴结。

如果淋巴结检查阴性,但是检查的淋巴结数目没有达到要求,仍可归类为 pN0 分期。

G 组织病理学分级

见第 64 页定义。

分期

0 期	Tis	N0	M0
I A 期	T1	N0	M0
I B 期	T2	N0	M0
II A 期	T3	N0	M0
II B 期	T1 , T2 , T3	N1	M0
III 期	T4	任何 N	M0
IV 期	任何 T	任何 N	M1

小结

法特壶腹癌
T1　壶腹或胆道口括约肌
T2　十二指肠壁
T3　胰腺
T4　胰周
N1　区域淋巴结

（邱小明 译　周清华 校）

胰腺癌

（ICD-O C25）

分期原则

此分期适用于胰外分泌部癌和胰神经内分泌肿瘤，包括类癌。需经组织病理学和细胞学检查确诊。

以下是 TNM 分期的检查流程：

T 分期　体格检查、影像学检查和(或)手术探查

N 分期　体格检查、影像学检查和(或)手术探查

M 分期　体格检查、影像学检查和(或)手术探查

解剖分区

C25.0　胰头[1]

C25.1　胰体[2]

C25.2　胰尾[3]

C25.3　胰管

C25.4　胰岛(胰内分泌腺)

注:1. 胰头的肿瘤发生在肠系膜上静脉左侧壁位置的右边部分胰腺。钩突被认为是胰头的一部分。

2. 胰体肿瘤发生在肠系膜上静脉左侧壁位置和主动脉左侧壁位置之间。

3. 胰尾肿瘤发生在主动脉左侧壁位置和脾门之间。

区域淋巴结

区域淋巴结为胰周淋巴结,可被进一步细分为:

上部　胰头及胰体上

下部　胰头及胰体下

前部　胰十二指肠前、幽门(仅对于胰头肿瘤)和
　　　近端肠系膜

后部　胰十二指肠后、胆总管和近端肠系膜

脾　　脾门和胰尾(仅对胰体和胰尾肿瘤)

腹腔　(仅对于胰头肿瘤)

TNM 临床分期

T:原发肿瘤

TX　原发肿瘤不能评估

T0　没有原发肿瘤的证据

Tis　原位癌 *

T1　肿瘤局限于胰腺,直径≤2cm

T2　肿瘤局限于胰腺,直径>2cm

T3　肿瘤超出胰腺,但未侵及腹腔干或肠系膜上动脉

T4　肿瘤侵及腹腔干或肠系膜上动脉

注:* Tis 也包括'PanIN－Ⅲ'分类。

N:区域淋巴结

NX　区域淋巴结转移无法确定

N0　无区域淋巴结转移

N1　有区域淋巴结转移

M:远处转移

M0　无远处转移

M1　有远处转移

pTNM 病理学分期

　　pT 和 pN 分期与 T 和 N 分期相对应。pM 分期见第 11 页。

pN0　区域淋巴结切除标本的组织学检查通常包括至少 10 个淋巴结。

　　如果淋巴结检查阴性,但是检查的淋巴结数目没有达到要求,仍可归类为 pN0 分期。

G 组织病理学分级

　　见第 64 页定义。

分期

0 期	Tis	N0	M0
Ⅰ A 期	T1	N0	M0
Ⅰ B 期	T2	N0	M0
Ⅱ A 期	T3	N0	M0
Ⅱ B 期	T1,T2,T3	N1	M0
Ⅲ 期	T4	任何 N	M0
Ⅳ 期	任何 T	任何 N	M1

小结

胰腺癌
T1　局限于胰腺,直径≤2cm
T2　局限于胰腺,直径＞2cm
T3　胰周
T4　腹腔干或肠系膜上动脉
N1　区域淋巴结

（邱小明 译　周清华 校）

肺与胸膜肿瘤

导言

此分期适用于非小细胞肺癌、小细胞肺癌、支气管肺类癌和恶性胸膜间皮瘤。

每个部位肿瘤按照下列标题进行描述：

• 使用 TNM 分期流程的分期原则,如果其他的方法可以提高治疗前评估的准确性,也可采用;

• 解剖亚区(如果适用);

• 区域淋巴结的定义;

• TNM 临床分期;

• pTNM 病理学分期;

• G 组织病理学分级(如果适用);

• 分期;

• 小结。

区域淋巴结

区域淋巴结从锁骨上区延伸至膈肌。原发肿瘤直接侵犯淋巴结被分类为淋巴结转移。

远处转移

M1 和 pM1 分期按照以下代码注释：

肺	PUL	骨髓	MAR
骨	OSS	胸膜	PLE
肝脏	HEP	腹膜	PER
脑	BRA	肾上腺	ADR
淋巴结	LYM	皮肤	SKI
其他	OTH		

R 分类

详见第 15 页。

（周清华 译）

肺癌

（ICD-O C34）

分期原则

此分期适用于非小细胞肺癌、小细胞肺癌、支气管肺类癌，但不适用于肉瘤和其他罕见肿瘤。

对于第 6 版的修改是基于 IASLC 肺癌分期项目的建议（见参考文献）。

需经组织病理学确诊，并根据组织学类型进行分类。

以下是 TNM 分期的检查流程：

T 分期　体格检查、影像学检查、内镜检查和（或）手术探查

N 分期　体格检查、影像学检查、内镜检查和（或）手术探查

M 分期　体格检查、影像学检查和（或）手术探查

解剖亚区

1. 主支气管（C34.0）
2. 上叶（C34.1）
3. 中叶（C34.2）
4. 下叶（C34.3）

区域淋巴结

区域淋巴结为胸内淋巴结(纵隔、肺门、肺叶、叶间、段和亚段淋巴结)、斜角肌以及锁骨上淋巴结。

TNM 临床分期

T:原发肿瘤

TX　原发肿瘤不能评估;或在痰液、支气管冲洗液中找到肿瘤细胞,但影像学或支气管镜检没有可视肿瘤

T0　没有原发肿瘤的证据

Tis　原位癌

T1　肿瘤最大直径≤3cm,被肺或脏层胸膜包绕,支气管镜检肿瘤没有累及叶支气管以上(即,没有累及主支气管)[1]

　　T1a　肿瘤最大直径≤2cm[1]

　　T1b　肿瘤最大直径>2cm,但≤3cm[1]

T2　肿瘤最大直径>3cm,但≤7cm;或肿瘤符合以下特征之一[2]:

- 累及主支气管,但距隆突≥2cm
- 累及脏层胸膜
- 伴有扩展到肺门的肺不张或阻塞性肺炎,但不累及全肺

　　T2a　肿瘤最大直径>3cm,但≤5cm

　　T2b　肿瘤最大直径>5cm,但≤7cm

T3　肿瘤>7cm 或直接侵犯下列结构之一:胸壁(包括上沟瘤)、膈肌、膈神经、纵隔胸膜、心包壁层;或肿

瘤位于距隆突 2cm 以内的主支气管[1]，但尚未累及
隆突；一侧全肺不张或阻塞性肺炎；或原发肿瘤同
一肺叶内出现单个或多个分离肿瘤结节

T4　任何大小的肿瘤侵犯下列结构之一：纵隔、心包、大
血管、气管、喉返神经、食管、椎体、隆突；原发肿瘤
同侧不同肺叶内出现单个或多个肿瘤结节

N：区域淋巴结

NX　区域淋巴结转移无法确定

N0　无区域淋巴结转移

N1　转移至同侧支气管周围淋巴结和（或）同侧肺门淋
巴结和肺内淋巴结，包括肿瘤直接侵犯

N2　转移至同侧纵隔和（或）隆突下淋巴结

N3　转移至对侧纵隔、对侧肺门淋巴结，同侧或对侧斜
角肌，或锁骨上淋巴结

M：远处转移

M0　没有远处转移

M1　有远处转移

　　M1a　对侧肺叶单个或多个肿瘤结节；胸膜多个肿
瘤结节或恶性胸膜腔积液或恶性心包积液[3]

　　M1b　远处转移

注：1. 任何大小的不常见的表浅肿瘤，只要局限于支气管
壁，即使累及主支气管，也定义为 T1a。

　　2. 具有这些特征，并且肿瘤最大直径 ≤5cm 或最大直
径不能确定者，定义为 T2a；具有这些特征并且肿瘤
最大直径 >5cm 但 ≤7cm 定义为 T2b。

3. 大部分肺癌的胸腔(心包)积液是由肿瘤引起的,但在少部分患者中,如果对胸腔(心包)积液进行了多次显微镜下细胞学检查均未能找到癌细胞,且积液为非血性和非渗出性的,则临床积液与肿瘤无关,这种积液不影响肺癌分期,应定义为 M0。

pTNM 病理学分期

pT 和 pN 分期与 T 和 N 分期相对应,pM 分期见第 11 页。

pN0　肺门和纵隔淋巴结切除标本的组织学检查通常需要包含至少 6 个/站淋巴结。其中 3 个/站淋巴结来自包括隆突下淋巴结在内的纵隔淋巴结,3 个/站来自 N1 淋巴结。最好根据 IASLC 图表的定义对淋巴结进行标记。如果所有淋巴结检查均为阴性,但是检查的数目没有达到要求,仍可归类为 pN0 分期。

G 组织病理学分级

GX　分化程度无法评价
G1　高分化
G2　中分化
G3　低分化
G4　未分化

分期

隐匿性癌	TX	N0	M0
0 期	Tis	N0	M0
Ⅰ A 期	T1a,b	N0	M0
Ⅰ B 期	T2a	N0	M0
Ⅱ A 期	T2b	N0	M0
	T1a,b	N1	M0
	T2a	N1	M0
Ⅱ B 期	T2b	N1	M0
	T3	N0	M0
Ⅲ A 期	T1a,b;T2a,b	N2	M0
	T3	N1,N2	M0
	T4	N0,N1	M0
Ⅲ B 期	T4	N2	M0
	任何 T	N3	M0
Ⅳ 期	任何 T	任何 N	M1

小结

肺癌

TX 仅细胞学阳性

T1 ≤3cm

    T1a   ≤2cm

    T1b   >2cm,但≤3cm

T2 距隆突≥2cm的主支气管,侵犯脏层胸膜,部分肺不张

    T2a   >3cm,但≤5cm

    T2b   >5cm,但≤7cm

T3 >7cm;胸壁、膈肌、心包膜、纵隔胸膜受侵,距隆突<2cm的主支气管,全肺不张,同一肺叶的分离肿瘤结节

T4 纵隔、心脏、大血管、隆突、气管、食管、椎体受累及;同侧不同肺叶的分离肿瘤结节

N1 同侧支气管周围淋巴结和同侧肺门淋巴结转移

N2 隆突下和同侧纵隔淋巴结转移

N3 对侧纵隔或肺门淋巴结、斜角肌或锁骨上淋巴结转移

M1 远处转移

    M1a   对侧肺叶肿瘤结节;多个胸膜结节或恶性胸腔积液或恶性心包积液

    M1b   远处转移

(周清华 译)

参考文献

Goldstraw P, Crowley J et al. THE IASLC International staging project on lung cancer. *J Thor Oncol* 2006; 1:281–286.

Goldstraw P, Crowley J, Chansky K, et al. on behalf of the International Staging Committee. The IASLC Lung Cancer Staging Project: Proposals for the revision of the TNM stage groupings in the forthcoming (seventh) edition of the *TNM Classification of Malignant Tumours. J Thor Oncol* 2007; 2:706–714.

Groome PA, Bolejack V, Crowley J, et al. on behalf of the International Staging Committee. The IASLC Lung Cancer Staging Project: Validation of the proposals for revision of the T, N, and M descriptors and consequent stage groupings in the forthcoming (seventh) edition of the *TNM Classification of Malignant Tumours. J Thor Oncol* 2007; 2:694–705.

Postmus PE, Brambilla E, Chansky K, et al. on behalf of the IASLC Staging Committee. The IASLC Lung Cancer Staging Project: Proposals for the Revision of the M descriptors in the forthcoming (seventh) edition of the *TNM Classification for Lung Cancer. J Thor Oncol* 2007; 2:686–693.

Rami-Porta R, Ball D, Crowley J, et al. on behalf of the International Staging Committee. The IASLC Lung Cancer Staging Project: Proposals for the revision of the T descriptors in the forthcoming (seventh) edition of the *TNM Classification of Lung Cancer. J Thor Oncol* 2007; 2:593–602.

Rusch VR, Crowley J, Giroux DJ, et al. on behalf of the International Staging Committee. The IASLC Lung Cancer Staging Project: Proposals for the Revision of the N descriptors in the forthcoming (seventh) edition of the *TNM Classification for Lung Cancer*. *J Thor Oncol* 2007; 2:603–612.

Shepherd FA, Crowley J, van Houtte P, et al. on behalf of the International Staging Committee. The IASLC Lung Cancer Staging Project: Proposals regarding the clinical staging of small cell lung cancer in the forthcoming (seventh) edition of the *TNM Classification of Malignant Tumours*. *J Thor Oncol* 2007; 2:1067–1077.

Travis WD, Giroux DJ, Chansky K, et al. on behalf of the International Staging Committee and Participating Institutions. The IASLC Lung Cancer Staging Project: Proposals for the inclusion of broncho-pulmonary carcinoid tumors in the forthcoming (seventh) edition of the *TNM Classification for Lung Cancer*. *J Thor Oncol* 2008; 3:1213–1223.

胸膜间皮瘤

（ICD-O C38.4）

分期原则

此分期适用于恶性胸膜间皮瘤。并需经组织病理学确诊。

以下是 TNM 分期的检查流程：

T 分期　体格检查、影像学检查、内镜检查和（或）手术探查

N 分期　体格检查、影像学检查、内镜检查和（或）手术探查

M 分期　体格检查、影像学检查和（或）手术探查

区域淋巴结

区域淋巴结为胸内淋巴结、内乳淋巴结、斜角肌和锁骨上淋巴结。

TNM 临床分期

T：原发肿瘤

TX　原发肿瘤不能评估

T0　没有原发肿瘤的证据

T1 肿瘤累及同侧壁层胸膜,伴或不伴脏层胸膜受累

    T1a 肿瘤累及同侧壁层(纵隔,膈肌)胸膜,未侵及脏层胸膜

    T1b 肿瘤累及同侧壁层(纵隔,膈肌)胸膜,伴肿瘤侵犯脏层胸膜

T2 肿瘤累及同侧胸膜表面之一(壁层胸膜、纵隔胸膜、膈胸膜和脏层胸膜),并至少具有下列特征之一:

- 融合性脏层胸膜肿瘤(包括肺裂)
- 累及膈肌
- 累及肺实质

T3[1] 肿瘤累及同侧所有胸膜表面(壁层胸膜、纵隔胸膜、膈胸膜和脏层胸膜),并至少具有下列特征之一:

- 累及胸内筋膜
- 累及纵隔脂肪
- 累及胸壁软组织的孤立肿瘤病灶
- 非透壁性心包受累

T4[2] 肿瘤累及同侧所有胸膜表面(壁层胸膜、纵隔胸膜、膈胸膜和脏层胸膜),并至少具有下列特征之一:

- 胸壁弥漫性或多发性病灶
- 伴或不伴肋骨受累
- 肿瘤经膈肌直接侵犯腹膜
- 肿瘤直接侵犯纵隔器官
- 肿瘤直接侵犯对侧胸膜

- 肿瘤直接侵犯脊柱
- 肿瘤直接侵犯心包膜内表面
- 心包积液细胞学检查阳性
- 肿瘤累及心肌
- 肿瘤侵犯臂丛神经

注:1. T3 表示局部晚期但有可能切除的肿瘤。

2. T4 表示局部晚期但技术上不能切除的肿瘤。

N:区域淋巴结

NX　区域淋巴结转移无法确定

N0　无区域淋巴结转移

N1　肿瘤转移至同侧支气管肺和(或)肺门淋巴结

N2　肿瘤转移至隆突下和(或)同侧内乳淋巴结或纵隔淋巴结

N3　肿瘤转移至对侧纵隔、内乳或肺门淋巴结,和(或)同侧或对侧锁骨上或斜角肌淋巴结

M:远处转移

M0　无远处转移

M1　有远处转移

pTNM 病理学分期

pT 和 pN 分期与 T 和 N 分期相对应,pM 分期见第
11 页。

分期

Ⅰ A 期	T1a	N0	M0
Ⅱ B 期	T1b	N0	M0
Ⅱ 期	T2	N0	M0
Ⅲ 期	T1 , T2	N1	M0
	T1 , T2	N2	M0
	T3	N0 , N1 , N2	M0
Ⅳ 期	T4	任何 N	M0
	任何 T	N3	M0
	任何 T	任何 N	M1

小结

胸膜间皮瘤
T1　同侧壁层胸膜受累及 　　　T1a　脏层胸膜未受累 　　　T1b　脏层胸膜受累
T2　同侧肺、膈肌受累,融合性脏层胸膜肿瘤
T3　胸内筋膜、纵隔脂肪、局部胸壁或非透壁性心包 　　　受累
T4　对侧胸膜、腹膜、肋骨受累,胸壁弥漫性受累或纵 　　　隔受累,心肌、臂丛、脊柱受累,透壁性心包受累 　　　或心包积液
N1　同侧支气管肺或肺门淋巴结转移
N2　隆突下、同侧纵隔或内乳淋巴结转移
N3　对侧纵隔或内乳淋巴结转移,同侧或对侧锁骨 　　　上、斜角肌淋巴结转移

（周清华　译）

骨和软组织肿瘤

包括下列部位的肿瘤：

- 骨
- 软组织

每个部位的肿瘤按下列标题进行描述：

- 使用 TNM 分期流程的分期原则，如果其他方法可以提高治疗前评估的准确性，也可采用；
- 解剖分区（如果适用）；
- 区域淋巴结的定义；
- TNM 临床分期；
- pTNM 病理学分期；
- G 组织病理学分级；
- 分期；
- 小结。

G 组织病理学分级

骨和软组织的分级是基于两级别分级系统（低或高级别）。因为存在不同的分级系统，建议通过下面的方法将三级或四级分级系统转换成两级系统。在最常使用的三级分类中，1 级被认为是"低级别"，而 2 级和 3 级相当于"高级别"。在应用较少的四级系统中，1 级和 2 级被认为是"低级别"，而 3 级和 4 级相当于"高级别"。

远处转移

M1 和 pM1 分期按照以下代码注释：

肺	PUL	骨髓	MAR
骨	OSS	胸膜	PLE
肝	HEP	腹膜	PER
脑	BRA	肾上腺	ADR
淋巴结	LYM	皮肤	SKI
其他	OTH		

R 分类

见第 15 页。

骨肿瘤

（ICD-O C40，41）

分期原则

除了恶性淋巴瘤、多发性骨髓瘤、表面/皮质旁骨肉瘤以及皮质旁软骨肉瘤，此分期适用于所有骨的原发恶性肿瘤。需经组织病理学确诊并且根据组织学类型和分级进行分类。

以下是 TNM 分期的检查流程：

T 分期　体格检查和影像学检查

N 分期　体格检查和影像学检查

M 分期　体格检查和影像学检查

区域淋巴结

区域淋巴结是指与原发肿瘤部位相应的那些淋巴结。区域淋巴结很少受累，淋巴结状态未经过临床或病理评估的病例应作为 N0 而不是 NX 或 pNX。

TNM 临床分期

T：原发肿瘤

TX　原发肿瘤无法评估

T0　无原发肿瘤的证据

T1 肿瘤最大直径≤8cm
T2 肿瘤最大直径 >8cm
T3 原发部位肿瘤不连续

N:区域淋巴结

NX 区域淋巴结转移无法确定
N0 无区域淋巴结转移
N1 有区域淋巴结转移

M:远处转移

M0 无远处转移
M1 有远处转移
    M1a 肺转移
    M1b 其他远处部位转移

pTNM 病理学分期

pT 和 pN 分期与 T 和 N 分期相对应。pM 分期见第 11 页。

G 组织病理学分级

3 级和 4 级系统转换成 2 级(低级别对高级别)系统的转换表

TNM 2 级系统	3 级系统	4 级系统
低级别	1 级	1 级
		2 级
高级别	2 级	3 级
	3 级	4 级

注:尤文肉瘤定为高级别。如果分级无法判定,划分为
　　低级别。

分期				
Ⅰ A 期	T1	N0	M0	低级别
Ⅰ B 期	T2	N0	M0	低级别
Ⅱ A 期	T1	N0	M0	高级别
Ⅱ B 期	T2	N0	M0	高级别
Ⅲ期	T3	N0	M0	任何级别
Ⅳ A 期	任何 T	N0	M1a	任何级别
Ⅳ B 期	任何 T	N1	任何 M	任何级别
	任何 T	任何 N	M1b	任何级别

注:使用 N0 代替 NX。
　　对于 T1 和 T2,如果没有说明分级,用低级别。

小结

骨肿瘤	
T1	≤8cm
T2	＞8cm
T3	原发部位肿瘤不连续
N1	区域淋巴结
M1a	肺部
M1b	其他部位
	低级别
	高级别

（樊英　译　杨建良　校）

软组织肿瘤

（ICD-O C38.1 – 3, C47 – 49）

分期原则

该疾病需经过组织病理学确诊并且根据组织学类型和分级进行分类。

以下是 TNM 分期的检查流程：

T 分期　体格检查和影像学检查
N 分期　体格检查和影像学检查
M 分期　体格检查和影像学检查

解剖分区

1. 结缔组织，皮下和其他软组织（C49），外周神经（C47）；

2. 腹膜后（C48.0）；

3. 纵隔：前（C38.1），后（C38.2），纵隔，非特指的（C38.3）。

肿瘤的组织学类型

包括以下组织学类型，用 ICD-O 形态学编码：

腺泡状软组织肉瘤	9581/3
上皮样肉瘤	8804/3
骨外软骨肉瘤	9220/3

骨外骨肉瘤	9180/3
骨外尤文肉瘤	9260/3
原始神经外胚层肿瘤（PNET）	9473/3
纤维肉瘤	8810/3
平滑肌肉瘤	8890/3
脂肪肉瘤	8850/3
恶性纤维组织细胞瘤	8830/3
恶性血管外皮细胞瘤	9150/3
恶性间质瘤	8990/3
恶性外周神经鞘瘤	9540/3
横纹肌肉瘤	8900/3
滑膜肉瘤	9040/3
肉瘤，非特指	8800/3

不包括下列组织学类型：

- 卡波西肉瘤
- 皮肤纤维肉瘤（隆突性）
- 纤维瘤病（韧带样瘤）
- 来源于硬脑膜、脑、空腔脏器、实质性脏器（除了乳腺肉瘤）的肉瘤
- 不包括血管肉瘤，侵袭性肉瘤，因为它们的自然史与分期不一致
- 胃肠道间皮瘤在消化系统肿瘤部分单独分期（见第79页）

区域淋巴结

区域淋巴结是指与原发肿瘤部位相应的那些淋巴结。区域淋巴结很少受累,淋巴结状态未经过临床或病理评估的病例应作为 N0 而不是 NX 或 pNX。

TNM 临床分期

T:原发肿瘤

TX   原发肿瘤无法评估

T0   无原发肿瘤的证据

T1   肿瘤最大直径≤5cm

   T1a   浅表肿瘤 *

   T1b   深部肿瘤 *

T2   肿瘤最大直径 >5cm

   T2a   浅表肿瘤 *

   T2b   深部肿瘤 *

注:* 浅表肿瘤只位于浅筋膜上,未侵及浅筋膜;深部肿瘤位于浅筋膜下或者虽然位于筋膜的浅表但侵及或穿过筋膜。腹膜后、纵隔和盆腔的肉瘤属深部肿瘤。

N:区域淋巴结

NX   区域淋巴结转移无法确定

N0   无区域淋巴结转移

N1   有区域淋巴结转移

M：远处转移

M0　无远处转移

M1　有远处转移

pTNM 病理学分期

pT 和 pN 分期与 T 和 N 分期相对应。pM 分期见第 11 页。

G 组织病理学分级

3 级和 4 级系统转换成 2 级（低级别对高级别）系统的转换表

TNM 2 级系统	3 级系统	4 级系统
低级别	1 级	1 级
		2 级
高级别	2 级	3 级
	3 级	4 级

注：骨外尤文肉瘤和原始神经外胚层肿瘤定为高级别。

　　如果分级无法判定，划分为低级别。

分期

Ⅰ A 期	T1a	N0	M0	低级别
	T1b	N0	M0	低级别
Ⅰ B 期	T2a	N0	M0	低级别
	T2b	N0	M0	低级别
Ⅱ A 期	T1a	N0	M0	高级别
	T1b	N0	M0	高级别
Ⅱ B 期	T2a	N0	M0	高级别
Ⅲ 期	T2b	N0	M0	高级别
	任何 T	N1	M0	任何级别
Ⅳ 期	任何 T	任何 N	M1	任何级别

注:用低级别代替 GX。使用 N0 代替 NX。

小结

软组织肉瘤
T1　≤5cm
T1a　浅表
T1b　深部
T2　>5cm
T2a　浅表
T2b　深部
N1　区域淋巴结
低级别
高级别

（樊英 译　杨建良 校）

皮肤肿瘤

此分期适用于除女阴(见第 196 页)和阴茎(第 237 页)以外的皮肤癌和包括眼睑在内的恶性黑色素瘤以及默克尔细胞癌。

下列部位通过 ICD-O 解剖部位细则进行标识：
- 嘴唇(除外红色表面)(C44.0)；
- 眼睑(C44.1)；
- 外耳(C44.2)；
- 其他面部未特指的部位(C44.3)；
- 头皮和颈部(C44.4)；
- 躯干,包括肛门边缘和肛周皮肤(C44.5)；
- 上肢和肩部(C44.6)；
- 下肢和髋部(C44.7)；
- 阴囊(C63.2)。

每个肿瘤类型按下列标题进行描述：
- 使用 TNM 分期流程的分期原则；
- 区域淋巴结；
- TNM 临床分期；
- pTNM 病理学分期；
- G 组织病理学分级(适用时)；

- 分期；
- 小结。

区域淋巴结

区域淋巴结是指与原发肿瘤部位相应的那些淋巴结。

单侧肿瘤
- 头颈部：同侧耳前、颌下、颈部和锁骨上淋巴结
- 胸部：同侧腋窝淋巴结
- 上肢：同侧肱骨内上髁和腋窝淋巴结
- 腹部、腰部和臀部：同侧腹股沟淋巴结
- 肛门边缘和肛周皮肤：同侧腹股沟淋巴结

上述部位之间临界区域的肿瘤
临界部位两侧区域从属的淋巴结被认为是区域淋巴结。

下列4cm宽的区域属临界区：

之间	沿线
右侧／左侧	中线
头颈部／胸部	锁骨－肩峰－上肩胛缘
胸部／上肢	肩部－腋窝－肩部
胸部／腹部、腰部和臀部	正面：肚脐和肋弓正中
	背面：胸椎（横轴中）下缘
腹部、腰部和臀部／下肢	腹股沟－转子－臀沟

上述区域淋巴结以外的任何转移定为M1。

远处转移

M1 和 pM1 分期按照以下代码注释：

肺	PUL	骨髓	MAR
骨	OSS	胸膜	PLE
肝	HEP	腹膜	PER
脑	BRA	肾上腺	ADR
淋巴结	LYM	皮肤	SKI
其他	OTH		

R 分类

见第 15 页。

（樊英 译　杨建良 校）

皮肤癌

（不包括眼睑、女阴和阴茎）
（ICD-O C44.0,2 – 7,C63.2）

分期原则

此分期适用于皮肤癌,不包括默克尔细胞癌。需经过组织病理学确诊并且根据组织学类型进行分类。

以下是 TNM 分期的检查流程:

T 分期　体格检查

N 分期　体格检查和影像学检查

M 分期　体格检查和影像学检查

区域淋巴结

区域淋巴结是指与原发肿瘤部位相应的那些淋巴结。见第 164 页。

TNM 临床分期

T:原发肿瘤

TX　　原发肿瘤无法评估

T0　　无原发肿瘤的证据

Tis　　原位癌

T1　　肿瘤最大直径≤2cm

T2　肿瘤最大直径 >2cm

T3　肿瘤侵犯深部结构,如肌肉,骨骼,软骨,颚和眼眶

T4　肿瘤直接侵犯颅骨基底或中轴骨,或侵犯其周围神经

注:如果同时有多个肿瘤,按 T 分期最高的。单个肿瘤的数量放在括号中显示,例如 T2(5)。

N:区域淋巴结

NX　区域淋巴结转移无法确定

N0　无区域淋巴结转移

N1　单个淋巴结转移,最大直径 ≤3cm

N2　单个淋巴结转移,最大直径 >3cm,但 ≤6cm,或者多淋巴结转移,没有一个最大直径 >6cm

N3　单个淋巴结转移,最大直径 >6cm

M:远处转移

M0　无远处转移

M1　有远处转移

pTNM 病理学分期

　　pT 和 pN 分期与 T 和 N 分期相对应。pM 分期见第 11 页。

pN0　区域淋巴结切除标本的组织学检查通常应该包括 6 个或以上淋巴结。

　　如果淋巴结检查阴性,但是检查的淋巴结数目没有达到要求,仍可归为 pN0 分期。

G 组织病理学分级

GX   分化程度无法评估
G1   高分化
G2   中分化
G3   低分化
G4   未分化

高危特征

深度/侵犯	>4mm 厚
	Clark Ⅳ 级
	神经周围受侵
	淋巴血管受侵
解剖部位	原发部位在耳
	原发部位为无毛的唇部
分化	低分化或未分化

分期

0 期	Tis	N0	M0
I 期	T1	N0	M0
II 期	T2	N0	M0
III 期	T3	N0	M0
	T1,T2,T3	N1	M0
IV 期	T1,T2,T3	N2,N3	M0
	T4	任何 N	M0
	任何 T	任何 N	M1

注:AJCC 将有超过一个高危因素的 I 期肿瘤定
 为 II 期。

小结

皮肤癌

T1	≤2cm
T2	>2cm
T3	深部结构
T4	颅底,中轴骨
N1	单个,≤3cm
N2	单个,>3cm,但≤6cm
	多个,≤6cm
N3	>6cm

（樊英 译　杨建良 校）

眼睑皮肤癌

（ICD-O C44.1）

分期原则

该疾病应该经过组织病理学确诊并且根据组织学类型进行分类，例如基底细胞癌、鳞状细胞癌、皮脂腺癌。眼睑的黑色素瘤被归为皮肤肿瘤，见第 173 页。

以下是 TNM 分期的检查流程：

T 分期　体格检查

N 分期　体格检查

M 分期　体格检查和影像学检查

区域淋巴结

区域淋巴结是指耳前、颌下和颈部淋巴结。见第 164 页。

TNM 临床分期

T：原发肿瘤

TX　原发肿瘤无法评估

T0　无原发肿瘤的证据

Tis　原位癌

T1　肿瘤最大直径≤5mm，未累及睑板或睑缘

T2a　肿瘤最大直径＞5mm，但≤10mm，或肿瘤侵犯睑板或睑缘

T2b　肿瘤最大直径＞10mm，但≤20mm，或侵犯眼睑全层

T3a　肿瘤最大直径＞20mm，或肿瘤侵犯眼睛附近或眼眶结构或周围神经

T3b　肿瘤需用剜出术、去除术或骨切除术才能完全切除

T4　肿瘤因为广泛侵及眼睛、眼眶、颅面部结构或脑部而无法切除

N：区域淋巴结

NX　区域淋巴结转移无法确定

N0　无区域淋巴结转移

N1　有区域淋巴结转移

M：远处转移

M0　无远处转移

M1　有远处转移

pTNM 病理学分期

pT 和 pN 分期与 T 和 N 分期相对应。pM 分期见第 11 页。

G 组织病理学分级

见第 168 页的定义。

分期

0 期	Tis	N0	M0
Ⅰ A 期	T1	N0	M0
Ⅰ B 期	T2a	N0	M0
Ⅰ C 期	T2b	N0	M0
Ⅱ 期	T3a	N0	M0
Ⅲ A 期	T3b	N0	M0
Ⅲ B 期	任何 T	N1	M0
Ⅲ C 期	T4	任何 N	M0
Ⅳ 期	任何 T	任何 N	M1

小结

眼睑皮肤癌	
T1	≤5mm,未累及睑板或睑缘
T2a	>5mm,但≤10mm,或侵犯睑板或睑缘
T2b	>10mm,但≤20mm,或侵犯眼睑全层
T3a	>20mm,或侵犯眼睛附近或眼眶结构或周围神经
T3b	需行剜出术、去除术或骨切除术
T4	广泛受侵
N1	区域淋巴结

（樊英　译　杨建良　校）

皮肤恶性黑色素瘤

（ICD-O C44，C51.0，C60.9，C63.2）

分期原则

该疾病需经过组织病理学确诊。

以下是 NM 分期的检查流程：

N 分期　体格检查和影像学检查

M 分期　体格检查和影像学检查

区域淋巴结

区域淋巴结是指与原发肿瘤部位相应的那些淋巴结。见第 164 页。

TNM 临床分期

T:原发肿瘤

切除后再根据肿瘤的范围分期,见第 175 页。

N:区域淋巴结

NX　区域淋巴结转移无法确定

N0　无区域淋巴结转移

N1　1 个区域淋巴结转移

　　N1a　只有显微镜下可见的转移(临床隐匿的)

　　　　N1b　肉眼可见的转移(临床显性的)

N2　2~3个区域淋巴结转移或伴有卫星灶或淋巴结之
　　间的途中转移

　　　　N2a　只有显微镜下转移

　　　　N2b　肉眼可见的转移

　　　　N2c　伴有卫星灶或淋巴结之间的途中转移,没有
　　　　　　区域淋巴结转移

N3　4个或更多区域淋巴结转移,或转移的区域淋巴结
　　融合,或区域淋巴结转移伴有卫星灶或淋巴结之
　　间的途中转移

注:卫星灶是指在原发肿瘤2cm范围之内的肿瘤巢或
　　结节(大体的或显微镜下的)。途中转移累及原发
　　灶2cm以外的皮肤或皮下组织但没有超过区域淋
　　巴结。

M:远处转移

M0　无远处转移

M1　有远处转移

　　　　M1a　皮肤、皮下组织转移或区域淋巴结以外的淋
　　　　　　巴结转移

　　　　M1b　肺转移

　　　　M1c　其他部位转移,或任何部位转移伴血清乳酸
　　　　　　脱氢酶(LDH)升高

pTNM 病理学分期

pT：原发肿瘤

pTX　原发肿瘤无法评估*

pT0　无原发肿瘤的证据

pTis　原位黑色素瘤（Clark Ⅰ级）（不典型黑色素细胞增生，
　　　严重的黑色素细胞异常增生，不是侵袭性恶性病变）

注：* pTX 包括刮取活检和退变的黑色素瘤。

pT1　肿瘤厚度≤1mm

　　　pT1a　Clark Ⅱ或Ⅲ级，不伴溃疡

　　　pT1b　Clark Ⅳ或Ⅴ级，或伴溃疡

pT2　肿瘤厚度＞1mm，但≤2mm

　　　pT2a　不伴溃疡

　　　pT2b　伴溃疡

pT3　肿瘤厚度＞2mm，但≤4mm

　　　pT3a　不伴溃疡

　　　pT3b　伴溃疡

pT4　肿瘤厚度＞4mm

　　　pT4a　不伴溃疡

　　　pT4b　伴溃疡

pN：区域淋巴结

pN 分期与 N 分期相对应。

pN0　区域淋巴结切除标本的组织学检查通常应该包
　　　括 6 个或以上淋巴结。

如果淋巴结检查阴性,但是检查的淋巴结数量没有达到要求,仍可归类为 pN0 分期。

如果分期只是基于前哨淋巴结活检,而其后没有进行淋巴结清扫,用(sn)代表前哨淋巴结,如pN1(sn)。见导言第 10 页。

pM:远处转移
pM 见第 11 页。

分期

0 期	pTis	N0	M0
Ⅰ 期	pT1	N0	M0
Ⅰ A 期	pT1a	N0	M0
Ⅰ B 期	pT1b	N0	M0
	pT2a	N0	M0
Ⅱ A 期	pT2b	N0	M0
	pT3a	N0	M0
Ⅱ B 期	pT3b	N0	M0
	pT4a	N0	M0
Ⅱ C 期	pT4b	N0	M0
Ⅲ 期	任何 pT	N1,N2,N3	M0
Ⅲ A 期	pT1a－4a	N1a,2a	M0
Ⅲ B 期	pT1a－4a	N1b,2b,2c	M0
	pT1b－4b	N1a,2a,2c	M0
Ⅲ C 期	pT1b－4b	N1b,2b	M0
	任何 pT	N3	M0
Ⅳ 期	任何 pT	任何 N	M1

小结

皮肤恶性黑色素瘤
pT1a　≤1mm,Ⅱ或Ⅲ级,不伴溃疡
pT1b　≤1mm,Ⅳ或Ⅴ级,或伴溃疡
pT2a　>1mm,但≤2mm,不伴溃疡
pT2b　>1mm,但≤2mm,伴溃疡
pT3a　>2mm,但≤4mm,不伴溃疡
pT3b　>2mm,但≤4mm,伴溃疡
pT4a　>4mm,不伴溃疡
pT4b　>4mm,伴溃疡
N1　　1个淋巴结
N1a　显微镜下的
N1b　肉眼可见的
N2　　2～3个淋巴结转移,或没有淋巴结转移,但有卫星灶或途中转移
N2a　显微镜下2～3个淋巴结转移
N2b　肉眼可见的2～3个淋巴结转移
N2c　没有淋巴结转移但有卫星灶或途中转移
N3　　≥4个淋巴结转移;融合;淋巴结转移伴卫星灶/途中转移

（樊英 译　杨建良 校）

皮肤默克尔细胞癌

（ICD-O C44.0 – 9，C63.2）

分期原则

此分期适用于默克尔细胞癌。并需经过组织病理学确诊。

以下是 TNM 分期的检查流程：

T 分期　体格检查

N 分期　体格检查和影像学检查

M 分期　体格检查和影像学检查

区域淋巴结

区域淋巴结是指与原发肿瘤部位相应的那些淋巴结。见第 164 页。

TNM 临床分期

T：原发肿瘤

TX　原发肿瘤无法评估

T0　无原发肿瘤的证据

Tis　原位癌

T1　肿瘤最大直径≤2cm

T2　肿瘤最大直径 >2cm，但≤5cm

T3　肿瘤最大直径 >5cm

T4　肿瘤侵犯深部皮肤外结构,如软骨,骨骼肌肉,筋膜或骨

N:区域淋巴结

NX　区域淋巴结转移无法确定

N0　无区域淋巴结转移

N1　有区域淋巴结转移

　　N1a　显微镜下可见转移(临床隐匿的:cN0 + pN1)

　　N1b　肉眼可见的转移(临床显性的:cN1 + pN1)

N2　途中转移 *

注:* 途中转移:与原发病变截然分开的肿瘤,位于原发病灶和引流区的区域淋巴结之间或原发病灶的远端。

M:远处转移

M0　无远处转移

M1　有远处转移

　　M1a　皮肤、皮下组织或非区域淋巴结转移

　　M1b　肺转移

　　M1c　其他部位转移

pTNM 病理学分期

　　pT 和 pN 分期与 T 和 N 分期相对应。pM 分期见第 164 页。

pN0　区域淋巴结切除标本的组织学检查通常应该包

括 6 个或以上淋巴结。

如果淋巴结检查阴性,但是检查的淋巴结数量没有达到要求,仍可归为 pN0 分期。

组织病理学分级

不适用。

分期

0 期	Tis	N0	M0
Ⅰ 期	T1	N0	M0
Ⅰ A 期	T1	pN0	M0
Ⅰ B 期	T1	cN0	M0
Ⅱ A 期	T2 , T3	pN0	M0
Ⅱ B 期	T2 , T3	cN0	M0
Ⅱ C 期	T4	N0	M0
Ⅲ A 期	任何 T	N1a	M0
Ⅲ B 期	任何 T	N1b , N2	M0
Ⅳ期	任何 T	任何 N	M1

小结

默克尔细胞癌

T1	≤2cm
T2	>2cm,但≤5cm
T3	>5cm
T4	肿瘤侵犯深部皮肤外结构(软骨,骨骼肌肉,筋膜或骨)
N1	区域的
	N1a　显微镜下可见
	N1b　肉眼可见
N2	途中转移
M1	远处转移
	M1a　皮肤,皮下组织或非区域淋巴结转移
	M1b　肺转移
	M1c　其他部位转移

(樊英 译　杨建良 校)

乳腺癌
（ICD-O C50）

每个部位按下列标题进行描述：

- 使用 TNM 分期流程的分期原则，如果其他方法可以提高治疗前评估的准确性，也可采用；

- 解剖分区；

- 区域淋巴结的定义；

- TNM 临床分期；

- pTNM 病理学分期；

- G 组织病理学分级；

- R 分类；

- 分期；

- 小结。

分期原则

此分期适用于乳腺癌,兼顾男性和女性乳腺癌。需经过组织病理学确诊。应该记录组织学来源,但是分期中不加考虑。

当一侧乳腺同时有多个原发肿瘤时,采用按 T 分期最高的。同时双侧乳腺癌应该单独分期,并按组织学类型进行分类。

以下是 TNM 分期的检查流程:

T 分期　体格检查和影像学检查(例如,乳房 X 线摄影)

N 分期　体格检查和影像学检查

M 分期　体格检查和影像学检查

解剖亚区

1. 乳头(C50.0)
2. 中心部位(C50.1)
3. 内上象限(C50.2)
4. 内下象限(C50.3)
5. 外上象限(C50.4)
6. 外下象限(C50.5)
7. 腋窝尾(C50.6)

区域淋巴结

区域淋巴结是指：

1. 腋窝（同侧）：包括胸肌间淋巴结（Rotter 淋巴结）和沿腋静脉及其分支分布的淋巴结，可以分为以下三组：

    （1） I 组（腋窝下部）：胸小肌外侧缘以外的淋巴结；

    （2） II 组（腋窝中部）：胸小肌外侧缘、内侧缘之间的淋巴结和胸肌间淋巴结（Rotter 淋巴结）；

    （3） III 组（腋窝顶部）：胸小肌内侧缘以内的淋巴结和顶部淋巴结，除了锁骨下和锁骨上淋巴结。

注：内乳淋巴结属于 I 组腋窝淋巴结。

2. 锁骨下（同侧）

3. 内乳（同侧）：胸内筋膜中沿着胸骨边缘肋间隙的淋巴结

4. 锁骨上（同侧）

注：其他任何淋巴结转移归为远处转移（M1），包括颈部或对侧内乳淋巴结。

TNM 临床分期

T：原发肿瘤

TX　原发肿瘤无法评估

T0　无原发肿瘤的证据

Tis　原位癌

Tis（DCIS）　导管原位癌

Tis（LCIS）　小叶原位癌

Tis（Paget）　乳头的 Paget 病与其深层实质中的侵袭性
乳腺癌和（或）原位癌（DCIS 和（或）LCIS）
无关。与 Paget 疾病有关的乳腺实质的癌
症应该按照大小和实质病变的特征进行分
期,尽管仍然应该关注 Paget 病的存在。

T1　肿瘤最大直径≤2cm

　　T1mi　微浸润最大直径≤0.1cm *

注：* 微浸润是指癌细胞突破基底膜进入邻近组织的最
大直径不超过 0.1cm。多灶微浸润时,应以直径最
大的微浸润灶作为分期的依据（不要采用所有单个
浸润灶的总和）。应该像对待多灶微浸润癌一样,
重视多灶微浸润。

　　T1a　肿瘤最大直径 >0.1cm, 但≤0.5cm

　　T1b　肿瘤最大直径 >0.5cm, 但≤1cm

　　T1c　肿瘤最大直径 >1cm, 但≤2cm

T2　肿瘤最大直径 >2cm, 但≤5cm

T3　肿瘤最大直径 >5cm

T4　无论肿瘤多大,只要侵及胸壁和（或）皮肤（溃疡或

皮肤结节)

注:只侵及真皮并不一定是 T4。胸壁包括肋骨、肋间肌肉和前锯肌,但不包括胸肌。

  T4a 侵及胸壁(但不包括只侵犯胸肌)

  T4b 溃疡,同侧为卫星灶皮肤结节,或皮肤水肿(包括橘皮样变)

  T4c T4a 加 T4b

  T4d 炎性乳癌

注:炎性乳癌以弥漫的皮肤组织发硬为特征,边缘类似丹毒,通常没有肿块。如果皮肤活检阴性,没有局部可测量的原发灶,对于临床炎性乳癌(T4d)的病理 T 分期为 pTX。皮肤凹陷、乳头回缩或除了 T4b 和 T4d 以外的其他皮肤改变,可能是 T1、T2 或 T3,而不会影响分期。

N:区域淋巴结

NX 区域淋巴结转移无法确定(如已经切除)

N0 无区域淋巴结转移

N1 同侧Ⅰ组、Ⅱ组腋窝淋巴结转移,可活动

N2 同侧Ⅰ组、Ⅱ组腋窝淋巴结转移,临床固定或融合;或临床发现的 * 同侧内乳淋巴结转移,但没有腋窝淋巴结转移的临床证据

  N2a 腋窝淋巴结转移相互固定(融合)或与其他结构固定

  N2b 仅临床发现的 * 内乳淋巴结转移,但无腋窝淋巴结转移

N3 同侧锁骨下淋巴结转移(腋窝Ⅲ组)伴或不伴Ⅰ、Ⅱ组腋窝淋巴结受累；或临床发现 * 的同侧内乳区淋巴结转移伴临床明显的Ⅰ组、Ⅱ组腋窝淋巴结转移；或同侧锁骨上淋巴结转移伴或不伴腋窝或内乳淋巴结受累

　　N3a　锁骨下淋巴结转移

　　N3b　内乳和腋窝淋巴结转移

　　N3c　锁骨上淋巴结转移

注：* 临床发现的定义为临床检查或影像学检查(除了淋巴显像)发现的并且高度可疑恶性或基于细针穿刺细胞学检查推断病理转移。通过针吸活检而不是切除活检确定的转移灶用后缀(f)表示，例如，cN3a(f)。

淋巴结切除活检或前哨淋巴结活检，如果不能进行pT分期，则按临床N分期，例如cN1。切除淋巴结活检或前哨淋巴结活检的病理分期(pN)只用在有病理T分期时。

M：远处转移

M0　无远处转移

M1　有远处转移

M1 和 pM1 的分期按照以下代码注释：

肺	PUL	骨髓	MAR
骨	OSS	胸膜	PLE
肝	HEP	腹膜	PER

脑	BRA	肾上腺	ADR
淋巴结	LYM	皮肤	SKI
其他	OTH		

pTNM 病理学分期

pT:原发肿瘤

病理分期需要对原发癌症进行检查,标本切缘没有大体可见的肿瘤。只有显微镜下见到切缘有肿瘤,才可以进行 pT 分期。

pT 分期与 T 分期相同。

注:当进行 pT 分期的时候,肿瘤的大小为浸润部分的测量结果。如果有很大的原位部分(例如,4cm)和少量浸润部分(例如,0.5cm),则分期是 pT1a。

pN:区域淋巴结

病理分期需要切除和检查至少低位腋窝淋巴结(Ⅰ组)(见第 184 页)。这样通常能切除 6 个或 6 个以上淋巴结。

如果淋巴结检查阴性,但是检查的淋巴结数量没有达到要求,仍可归为 pN0 分期。

pNX　区域淋巴结转移不能确定(例如,已经切除或切除后未行病理检查)

pN0　没有区域淋巴结转移 *

注:*孤立肿瘤细胞(ITC)是指单个癌细胞或直径不超

过 0.2mm 的癌细胞团,通常通过常规的 H&E 染色或免疫组化检测到。现在又提出了一个额外的标准:应该包括在单个组织学横切片中细胞数少于 200 个。只有 ITC 的淋巴结在 N 分期时不算在阳性淋巴结中,但应该包括在总淋巴结数中。见导言第 10 页。

pN1 微转移或 1~3 个同侧腋窝淋巴结转移;和(或)前哨淋巴结活检发现内乳淋巴结转移但没有临床发现[1]

    pN1mi 微转移(直径大于 0.2mm 和(或)超过 200 个细胞,但直径没有超过 2mm)

    pN1a 1~3 个腋窝淋巴结转移,至少有 1 个直径超过 2mm

    pN1b 前哨淋巴结活检发现内乳淋巴结镜下或肉眼可见的转移,但临床检查阴性[1]

    pN1c 1~3 个腋窝淋巴结转移伴前哨淋巴结活检发现内乳淋巴结镜下或肉眼可见的转移,但临床检查阴性[1]

pN2 4~9 个同侧腋窝淋巴结转移或临床发现的[1]同侧内乳淋巴结转移但无腋窝淋巴结转移

    pN2a 4~9 个腋窝淋巴结转移,至少有 1 个直径超过 2mm

    pN2b 临床发现的[1]同侧内乳淋巴结转移但无腋窝淋巴结转移

pN3 转移如下所述:

    pN3a 10 个或 10 个以上腋窝淋巴结转移(至少

有 1 个直径超过 2mm) 或锁骨下淋巴结转移

pN3b 临床发现的[1] 同侧内乳淋巴结转移伴腋窝淋巴结转移;或 3 个以上腋窝淋巴结转移,同时通过前哨淋巴结活检发现内乳淋巴结镜下或肉眼可见的转移,但临床检查阴性[1]

pN3c 同侧锁骨上淋巴结转移

治疗后 ypN:

• 治疗后 ypN 应该根据临床(治疗前)N 分期进行评估。只有当前哨淋巴结评价在治疗后进行时才用 sn 修饰。如果没有附上角标,说明腋窝淋巴结评估是依据腋窝淋巴结清扫。

• 如果没有进行治疗后前哨检查或腋窝清扫,则使用 X(ypNX)。

• N 分期与 pN 分期一样。

注:1. 临床发现的定义为临床检查或影像学检查(除了淋巴显像)发现的并且高度可疑恶性或基于细针穿刺细胞学检查推断病理转移。

临床检查阴性是指影像学检查(除了淋巴显像)或临床检查没有发现。

pM:远处转移

pM 见第 11 页。

G 组织病理学分级

关于侵袭性乳腺癌的组织病理学分级见：Elston CW，Ellis IO. Pathological prognostic factors in breast cancer. I. The value of histological grade in breast cancer：experience from a large study with long-term follow-up. *Histopathology* 1991；19：403 – 410。

R 分类

见第 15 页。

分期

0 期	Tis	N0	M0
Ⅰ A 期	T1 *	N0	M0
Ⅰ B 期	T0，T1 *	N1mi	M0
Ⅱ A 期	T0，T1 *	N1	M0
	T2	N0	M0
Ⅱ B 期	T2	N1	M0
	T3	N0	M0
Ⅲ A 期	T0，T1 * ，T2	N2	M0
	T3	N1，N2	M0
Ⅲ B 期	T4	N0，N1，N2	M0
Ⅲ C 期	任何 T	N3	M0
Ⅳ期	任何 T	任何 N	M1

注：* T1 包括 T1mi。

小结

乳腺癌			
Tis	原位		
T1	≤2cm		
	T1mi	≤0.1cm	
	T1a	>0.1cm,但≤0.5cm	
	T1b	>0.5cm,但≤1.0cm	
	T1c	>1.0cm,但≤2cm	
T2	>2cm,但≤5cm		
T3	>5cm		
T4	胸壁/皮肤溃疡,皮肤结节,炎性的		
	T4a	胸壁	
	T4b	皮肤溃疡,皮肤卫星结节,皮肤水肿	
	T4c	T4a 和 T4b	
	T4d	炎性乳癌	
N1	腋窝淋巴结活动	pN1mi	微转移 >0.2mm,但≤2mm
		pN1a	1~3 个腋窝淋巴结
		pN1b	前哨淋巴结活检发现内乳淋巴结镜下或肉眼可见的转移,但临床检查阴性
		pN1c	1~3 个腋窝淋巴结和前哨淋巴结活检发现内乳淋巴结镜下或肉眼可见的转移,但临床检查阴性
N2a	腋窝淋巴结固定	pN2a	4~9 个腋窝淋巴结

乳腺癌

N2b	内乳淋巴结,临床明显的	pN2b	临床发现的内乳淋巴结转移,没有腋窝淋巴结转移
N3a	锁骨下淋巴结	pN3a	≥10个腋窝淋巴结或锁骨下淋巴结
N3b	内乳淋巴结以及腋窝淋巴结	pN3b	临床发现的同侧内乳淋巴结转移伴腋窝淋巴结转移;或3个以上腋窝淋巴结转移,同时通过前哨淋巴结活检发现内乳淋巴结镜下可见的转移,但临床检查阴性
N3c	锁骨上淋巴结	pN3c	锁骨上淋巴结

（樊英　杨建良 译　孙燕 校）

妇科肿瘤

导言

本章包括以下部位的肿瘤：

- 外阴；
- 阴道；
- 子宫颈；
- 子宫体；
  - 子宫内膜
  - 子宫肉瘤
- 卵巢；
- 输卵管；
- 妊娠滋养细胞肿瘤。

子宫颈和子宫体是 TNM 系统最先进行肿瘤分类的部位。最初，宫颈癌的分期遵循国际联盟（League of Nations）卫生组织癌症委员会放射学亚委员会建议的规则。这些规则后来被新成立的国际妇产科联盟（FIGO）采纳并进行了小的修改。最后，UICC 将其纳入 TNM 体系，以便与 FIGO 分期相对应。FIGO、UICC 和 AJCC 在分期修改的过程中保持密切合作。

参考文献：Pecotelli S. Revised FIGO staging for carcinoma of the Gulva cervix and endometrium. Int J Gynecol Obstet 2009, 105:103 – 104

每个部位的肿瘤按照以下标题进行描述：

- 使用 TNM 分期流程的分期原则，如果其他的方法能提高治疗前评估的准确性，也可以采用；

- 解剖亚区(如果适用);
- 区域淋巴结的定义;
- TNM 临床分期;
- pTNM 病理学分期;
- G 组织病理学分级;
- 分期;
- 小结。

远处转移

M1 和 pM1 分期按照以下代码注释:

肺	PUL	骨髓	MAR
骨	OSS	胸膜	PLE
肝	HEP	腹膜	PER
脑	BRA	肾上腺	ADR
淋巴结	LYM	皮肤	SKI
其他	OTH		

组织病理学分级

G 分级的定义适用于所有肿瘤,即:

G:组织病理学分级

GX　分化程度无法评估
G1　高分化
G2　中分化度
G3　低分化或未分化

R 分类

参见第 15 页。

（杨晟　李楠 译　孙燕 校）

外 阴 癌

（ICD-O C51）

TNM 分期与 FIGO 分期相对应。本节包括这两个分期系统，以便比较。

分 期 原 则

此分期适用于外阴原发肿瘤。并需经组织病理学确诊。

外阴癌累及阴道者仍归为外阴癌。

以下是 TNM 分期的检查流程：

T 分期　体格检查、内镜检查和影像学检查

N 分期　体格检查和影像学检查

M 分期　体格检查和影像学检查

FIGO 分期为手术分期。（TNM 分期为临床和（或）病理分期。）

区域淋巴结

区域淋巴结指腹股沟淋巴结。

TNM 临床分期

T：原发肿瘤

TX　　原发肿瘤无法评估

T0　　无原发肿瘤的证据

Tis 原位癌(浸润前癌),上皮内瘤样病变Ⅲ级(VIN Ⅲ)

T1 肿瘤局限于外阴,或外阴和会阴

T1a 肿瘤最大直径≤2cm,且间质浸润深度≤1.0mm[1]

T1b 肿瘤最大直径>2cm或间质浸润深度>1mm[1]

T2 任何大小的肿瘤,侵及邻近会阴结构:尿道下1/3、阴道下1/3、肛门

T3[2] 任何大小的肿瘤,侵及下列结构:尿道上2/3、阴道上2/3、膀胱黏膜、直肠黏膜,或固定于骨盆壁

注:1. 浸润深度定义为从邻近最表浅上皮乳头的上皮-间质交界至肿瘤浸润最深点间的距离。

2. FIGO不使用T3,而将其标为T4。

N:区域淋巴结

NX 区域淋巴结转移无法确定

N0 无区域淋巴结转移

N1 具有以下特征的区域淋巴结转移:

N1a 1~2个淋巴结转移,均<5mm

N1b 1个淋巴结转移,≥5mm

N2 具有以下特征的区域淋巴结转移:

N2a 3个或3个以上淋巴结转移,均<5mm

N2b 2个或2个以上淋巴结转移,≥5mm

N2c 有包膜外侵犯的淋巴结转移

N3 固定或有溃疡的淋巴结转移

M:远处转移

M0 无远处转移

M1 有远处转移(包括盆腔淋巴结转移)

pTNM 病理学分期

pT 和 pN 分期与 T 和 N 分期相对应。pM 分期见第 11 页。

pN0 腹股沟淋巴结切除标本的组织学检查通常应包括 6 个或 6 个以上淋巴结。

若淋巴结检查阴性,但检查的淋巴结数目没有达到要求,则归为 pN0 分期。(FIGO 将此情况定为 pNX。)

G 组织病理学分级

见第 195 页定义。

分期

0 期 *	Tis	N0	M0
I 期	T1	N0	M0
I A 期	T1a	N0	M0
I B 期	T1b	N0	M0
II 期	T2	N0	M0
III A 期	T1, T2	N1a, N1b	M0
III B 期	T1, T2	N1a, N2b	M0
III C 期	T1, T2	N2c	M0
IV A 期	T1, T2	N3	M0
	T3	任何 N	M0
IV B 期	任何 T	任何 N	M1

注:* FIGO 分期不再包括 0 期(Tis)。

小结

TNM	外阴	FIGO
T1	局限于外阴/会阴	Ⅰ
	T1a　直径≤2cm 且间质浸润深度 ≤1.0mm	ⅠA
	T1b　直径>2cm 或间质浸润深度 >1.0mm	ⅠB
T2	累及下段尿道/阴道/肛门	Ⅱ
T3	累及上段尿道/阴道、膀胱/直肠黏膜，固定于骨盆壁	ⅣA
N1a	1~2 个淋巴结<5mm	ⅢA
N1b	1 个淋巴结≥5mm	ⅢA
N2a	3 个或 3 个以上淋巴结<5mm	ⅢB
N2b	2 个或 2 个以上淋巴结≥5mm	ⅢB
N2c	淋巴结包膜外侵犯	ⅢC
N3	淋巴结固定	ⅣA
M1	远处转移	ⅣB

（杨晟 李楠 译　孙燕 校）

阴道癌

（ICD-O C52）

T 和 M 分期与 FIGO 分期相对应。本节包括这两个分期系统，以便比较。

分期原则

此分期仅适用于原发阴道癌。继发于生殖道其他部位或生殖道以外肿瘤的转移性阴道肿瘤不包括在内。病变达阴道穹隆及子宫外口者归为宫颈癌。宫颈癌治愈（完全缓解）后 5 年以上发生的阴道癌应认为是原发阴道癌。累及外阴者归为外阴癌。需经组织病理学确诊。

以下是 TNM 分期的检查流程：

T 分期　体格检查、内镜检查和影像学检查

N 分期　体格检查和影像学检查

M 分期　体格检查和影像学检查

FIGO 分期为手术分期。（TNM 分期为临床和（或）病理分期。）

区域淋巴结

阴道上 2/3 淋巴引流：盆腔淋巴结，包括闭孔、髂内（腹下）、髂外及未特指的盆腔淋巴结。

阴道下 1/3 淋巴引流:腹股沟和股淋巴结。

TNM 临床分期

T:原发肿瘤

TNM 分期	FIGO 分期	
TX		原发肿瘤无法评估
T0		无原发肿瘤的证据
Tis		原位癌(浸润前癌)
T1	I	肿瘤局限于阴道
T2	II	肿瘤累及阴道旁组织
T3	III	肿瘤蔓延到骨盆壁
T4	IVA	肿瘤侵犯膀胱黏膜或直肠黏膜,或超出真骨盆[2]

注:1. FIGO 分期不再包括 0 期(Tis)。
　　2. 泡状水肿不能作为诊断 T4 的充分证据。

M1	IVB	远处转移

N:区域淋巴结

NX　区域淋巴结转移无法确定
N0　无区域淋巴结转移
N1　有区域淋巴结转移

M:远处转移

M0　无远处转移
M1　有远处转移

pTNM 病理学分期

pT 和 pN 分期与 T 和 N 分期相对应。pM 分期见第 11 页。

pN0　腹股沟或盆腔淋巴结切除标本的组织学检查通常包括 6 个或 6 个以上淋巴结。

若淋巴结检查阴性，但检查的淋巴结数量未达到要求，则归为 pN0 分期。（FIGO 将此情况定为 pNX。）

G 组织病理学分级

见第 195 页定义。

分期

0 期	Tis	N0	M0
I 期	T1	N0	M0
II 期	T2	N0	M0
III 期	T3	N0	M0
	T1，T2，T3	N1	M0
IVA 期	T4	任何 N	M0
IVB 期	任何 T	任何 N	M1

小结

TNM	阴道	FIGO
T1	局限于阴道壁	I
T2	侵及阴道旁组织	II
T3	侵犯骨盆壁	III
T4	累及膀胱/直肠黏膜,超出盆腔	IV A
N1	区域淋巴结转移	
M1	远处转移	IV B

（杨晟　李楠　译　孙燕　校）

子宫颈癌

（ICD-O C53）

T 和 M 分期与 FIGO 分期相对应。本节包括这两个分期系统，以便比较。

分期原则

此分期仅适用于子宫颈癌。需经组织病理学确诊。

以下是 TNM 分期的检查流程：

T 分期　临床检查和影像学检查 *

N 分期　临床检查和影像学检查

M 分期　临床检查和影像学检查

注：* 鼓励使用影像学诊断技术评估原发肿瘤的大小，但并非强制性要求。其他检查手段，如麻醉下盆腔检查、膀胱镜检查、乙状结肠镜检查以及静脉肾盂造影，为选择性而非强制性要求。

FIGO 分期为临床分期。Ⅰ期的部分亚分期需要宫颈组织学检查。（TNM 分期为临床和（或）病理分期。）

1. 宫颈管(C53.0)
2. 宫颈外口(C53.1)

区域淋巴结包括宫颈旁、宫旁、腹下(髂内、闭孔淋巴结)、髂总和髂外、骶前及骶旁淋巴结。腹主动脉旁淋巴结不属于区域淋巴结。

T:原发肿瘤

TNM 分期	FIGO 分期	
TX		原发肿瘤无法评估
T0		无原发肿瘤的证据
Tis	[1]	原位癌(浸润前癌)
T1	Ⅰ	肿瘤局限于宫颈(侵及宫体不列入分期,予以忽略)
T1a[2]	ⅠA	仅在显微镜下可见的浸润癌。从上皮基底部向下测量,间质浸润深度不超过 5mm,宽度不超过 7mm
T1a1	ⅠA1	间质浸润深度不超过 3mm,宽度不超过 7mm
T1a2	ⅠA2	间质浸润深度大于 3mm,但不

超过5mm,宽度不超过7mm

注:浸润深度应从浸润起始部位的表皮或腺体基底膜开始测量。浸润深度定义为邻近最表浅上皮乳头的上皮-间质交界至肿瘤浸润最深点间的距离。脉管间隙受侵(静脉或淋巴管)不影响分期。

T1b	ⅠB	局限于宫颈的临床可见病灶,或镜下病变范围大于T1a/ⅠA2期
T1b1	ⅠB1	临床可见病灶,最大直径≤4cm
T1b2	ⅠB2	临床可见病灶,最大直径>4cm
T2	Ⅱ	肿瘤侵及宫旁组织,但未达盆壁,或未达阴道下1/3
T2a	ⅡA	无宫旁组织浸润
T2a1	ⅡA1	临床可见病灶,最大直径≤4cm
T2a2	ⅡA2	临床可见病灶,最大直径>4cm
T2b	ⅡB	有宫旁组织浸润
T3	Ⅲ	肿瘤侵及盆壁,累及阴道下1/3,导致肾盂积水或无功能肾
T3a	ⅢA	肿瘤累及阴道下1/3
T3b	ⅢB	肿瘤侵及盆壁,导致肾盂积水或无功能肾
T4	ⅣA	肿瘤侵犯膀胱或直肠黏膜,或超出真骨盆[4,5]

注:1. FIGO分期不再包括0期(原位癌)。

2. 所有肉眼可见病灶,即使表浅浸润亦为T1b/ⅠB期。

3. 脉管间隙受侵(静脉或淋巴管)不改变分期。

4. 泡状水肿不足以诊断 T4。

5. FIGO 规定,膀胱或直肠黏膜受侵应经活检证实。

N:区域淋巴结

NX　区域淋巴结转移无法确定

N0　无区域淋巴结转移

N1　有区域淋巴结转移

M:远处转移

M0　无远处转移

M1　有远处转移(包括腹股沟淋巴结、除盆腔浆膜转移外的腹膜内病变)。除外阴道、盆腔浆膜和附件转移。

pTNM 病理学分期

pT 和 pN 分期与 T 和 N 分期相对应。pM 分期见第 11 页。

pN0　盆腔淋巴结切除标本的组织学检查通常应包括至少 6 个淋巴结。

如果淋巴结检查阴性,但检查的淋巴结数量未达到要求,则归类为 pN0。

G 组织病理学分级

见第 195 页定义。

分期

0 期 *	Tis	N0	M0
Ⅰ 期	T1	N0	M0
Ⅰ A 期	T1a	N0	M0
Ⅰ A1 期	T1a1	N0	M0
Ⅰ A2 期	T1a2	N0	M0
Ⅰ B 期	T1b	N0	M0
Ⅰ B1 期	T1b1	N0	M0
Ⅰ B2 期	T1b2	N0	M0
Ⅱ 期	T2	N0	M0
Ⅱ A 期	T2a	N0	M0
Ⅱ A1 期	T2a1	N0	M0
Ⅱ A2 期	T2a2	N0	M0
Ⅱ B 期	T2b	N0	M0
Ⅲ 期	T3	N0	M0
Ⅲ A 期	T3a	N0	M0
Ⅲ B 期	T3b	任何 N	M0
	T1、T2、T3	N1	M0
Ⅳ A 期	T4	任何 N	M0
Ⅳ B 期	任何 T	任何 N	M1

注：* FIGO 分期不再包括 0 期(Tis)。

小结

TNM	宫颈	FIGO
Tis	原位癌	—
T1	病变局限于宫颈	Ⅰ 期
T1a	仅能由显微镜诊断	Ⅰ A 期
T1a1	间质浸润深度≤3mm,宽度≤7mm	Ⅰ A1 期
T1a2	间质浸润深度>3mm,但≤5mm,宽度≤7mm	Ⅰ A2 期
T1b	临床可见或显微镜下病灶超过 T1a2 范围	Ⅰ B 期
T1b1	肿瘤直径≤4cm	Ⅰ B1 期
T1b2	肿瘤直径>4cm	Ⅰ B2 期
T2	肿瘤侵及宫旁组织但未累及盆壁或阴道下 1/3	Ⅱ 期
T2a	无宫旁受侵	Ⅱ A 期
T2a1	肿瘤直径≤4cm	Ⅱ A1 期
T2a2	肿瘤直径>4cm	Ⅱ A2 期
T2b	宫旁受侵	Ⅱ B 期
T3	累及阴道下 1/3 或盆壁或肾盂积水	Ⅲ 期
T3a	累及阴道下 1/3	Ⅲ A 期
T3b	盆壁受侵或肾盂积水	Ⅲ B 期
T4	膀胱或直肠黏膜受侵;超出真骨盆	Ⅳ A 期
N1	区域淋巴结转移	
M1	远处转移	Ⅳ B 期

（杨晟 李楠 译　孙燕 校）

子宫－内膜癌

（ICD-O C54.1，55）

TNM 分期与 FIGO 分期相对应。本节包括这两个分期系统，以便比较。

分期原则

此分期适用于子宫内膜癌和癌肉瘤（恶性中胚叶混合瘤）。应进行组织病理学确诊并根据组织学分型和分级进行分类。诊断应基于对子宫内膜活检标本的病理学检查。

以下是 TNM 分期的检查流程：

T 分期　体格检查和影像学检查（包括尿路造影和膀胱镜检查）

N 分期　体格检查和影像学检查（包括尿路造影）

M 分期　体格检查和影像学检查

FIGO 分期为手术分期。[TNM 分期为临床和（或）病理分期。]

解剖亚区

1. 子宫峡部（C54.0）
2. 子宫底（C54.3）

3. 子宫内膜(C54.1)

　　区域淋巴结是指盆腔[腹下(闭孔、髂内)、髂总和髂外、宫旁和骶前淋巴结]和腹主动脉旁淋巴结。

T:原发肿瘤

TNM 分期	FIGO 分期	
TX		原发肿瘤无法评估
T0		无原发肿瘤的证据
Tis		原位癌(浸润前癌)
T1	I[1]	肿瘤局限于子宫体[1]
T1a	I A[1]	肿瘤局限于内膜,或浸润肌层 <1/2
T1b	I B	肿瘤浸润肌层≥1/2
T2	II	肿瘤侵犯宫颈间质,但未累及子宫之外
T3 和(或)N1	III	局部和(或)区域扩散:
T3a	III A	肿瘤侵及子宫浆膜层,或附件(直接蔓延或转移)
T3b	III B	阴道或宫旁受累(直接蔓延或转移)
N1	III C	转移到盆腔淋巴结或腹主动脉旁淋巴结[2]

	ⅢC1	转移到盆腔淋巴结
	ⅢC2	转移到腹主动脉旁淋巴结,伴或不伴盆腔淋巴结转移
T4	ⅣA	肿瘤侵犯膀胱/肠道黏膜[3]
M1	ⅣB	注:泡状水肿不能作为诊断 T4 的充分依据,该病变应经活检证实。

注:1. 仅有子宫颈腺体受侵目前应认为是Ⅰ期。

　　2. 细胞学阳性需单独报告,但不改变分期。

　　3. 泡状水肿不足以诊断 T4。

N:区域淋巴结

NX　区域淋巴结转移无法确定

N0　无区域淋巴结转移

N1　有区域淋巴结转移

M:远处转移

M0　无远处转移

M1　有远处转移(不包括阴道、盆腔浆膜或附件转移,包括腹股沟淋巴结转移以及除腹主动脉旁淋巴结和盆腔淋巴结之外的其他腹腔淋巴结转移)

pTNM 病理学分类

　　pT 和 pN 分期与 T 和 N 分期相对应。pM 分期见第 11 页。

pN0　盆腔淋巴结切除标本的组织学检查通常包括 6
　　　 个或 6 个以上淋巴结。

　　　 若淋巴结检查阴性,但检查的淋巴结数量未达到
　　　 要求, 则归类为 pN0。(FIGO 将此情况定为
　　　 pNX)。

G 组织病理学分级

组织病理学分级采用 G1、G2 或 G3。详见:

Creasman WT, Odicino F, Maisoneuve P, et al. FI-GO Annual Report on the results of treatment in gynaecological cancer. Vol. 26. Carcinoma of the corpus uteri. *Int J Gynecol Obstet* 2006; 95, Suppl 1:105 – 143.

分期

I A 期	T1a	N0	M0
I B 期	T1b	N0	M0
II 期	T2	N0	M0
III A 期	T3a	N0	M0
III B 期	T3b	N0	M0
III C 期	T1, T2, T3	N1	M0
IV A 期	T4	任何 N	M0
IV B 期	任何 T	任何 N	M1

小结

TNM 子宫体	FIGO
T1 病变局限于宫体(包括宫颈管腺体)	I
T1a 肿瘤局限于内膜或肌层浸润＜1/2	I A
T1b 肌层浸润≥1/2	I B
T2 肿瘤侵犯宫颈	Ⅱ
T3 局部或区域性转移	Ⅲ
和(或)	
N1	
T3a 浆膜/附件受侵	Ⅲ A
T3b 阴道/宫旁受侵	Ⅲ B
N1 区域淋巴结转移	Ⅲ C
T4 膀胱/肠道黏膜受侵	Ⅳ A
M1 远处转移	Ⅳ B

（杨晟 李楠 译　孙燕 校）

子宫 - 子宫肉瘤

（平滑肌肉瘤、子宫内膜
间质肉瘤、腺肉瘤）
[ICD-O 53，54（除外 C54.1）]

T、N 和 M 分期与 FIGO 分期相对应。本节包括这两个分期系统，以便比较。

参考文献：

Prat J. FIGO staging for uterine sarcomas. *Int J Gynaecol Obstet* 2009；104：177 – 178.

FIGO Committee on Gyn Onc Report. FIGO staging for uterine sarcomas. *Int J Gynaecol Obstet* 2009；104：179.

分 期 原 则

此分期适用于子宫肉瘤，但不包括癌肉瘤，后者的分期依照子宫内膜癌。需经组织病理学确诊，并根据组织学类型分类。

以下是 TNM 分期的检查流程：

T 分期　体格检查和影像学检查

N 分期　体格检查和影像学检查

M 分期　体格检查和影像学检查

FIGO 分期为手术分期。[TNM 分期为临床和（或）病理分期。]

解剖亚区

1. 宫颈(C53)
2. 子宫峡部(C54.0)
3. 子宫底(C54.3)

肿瘤的组织学类型

平滑肌肉瘤	8890/3
子宫内膜间质肉瘤	8830/3
腺肉瘤	8933/3

区域淋巴结

区域淋巴结是指盆腔[腹下(闭孔、髂内)、髂总和髂外、宫旁以及骶前淋巴结]和腹主动脉旁淋巴结。

TNM 临床分期

平滑肌肉瘤、子宫内膜间质肉瘤

T:原发肿瘤

TNM 分期	FIGO 分期	定义
T1	Ⅰ	肿瘤局限于子宫
T1a	ⅠA	肿瘤最大直径≤5cm
T1b	ⅠB	肿瘤最大直径>5cm
T2	Ⅱ	肿瘤侵出子宫之外,但在盆腔之内
T2a	ⅡA	肿瘤累及附件
T2b	ⅡB	肿瘤累及其他盆腔组织
T3	Ⅲ	肿瘤累及腹腔组织

T3a	ⅢA	一个部位
T3b	ⅢB	一个以上部位
N1	ⅢC	转移至区域淋巴结
T4	ⅣA	肿瘤侵犯膀胱或直肠黏膜
M1	ⅣB	远处转移

注：当子宫体肿瘤与卵巢/盆腔子宫内膜异位症相关的卵巢/盆腔肿瘤同时并存时，两者应视为各自独立的原发肿瘤。

腺肉瘤

T：原发肿瘤

TNM分期	FIGO分期	定义
T1	Ⅰ	肿瘤局限于子宫
T1a	ⅠA	肿瘤局限于子宫内膜/宫颈管内膜
T1b	ⅠB	肿瘤侵犯肌层 <1/2
T1c	ⅠC	肿瘤侵犯肌层 ≥1/2
T2	Ⅱ	肿瘤侵出子宫之外,但在盆腔之内
T2a	ⅡA	肿瘤累及附件
T2b	ⅡB	肿瘤累及其他盆腔组织
T3	Ⅲ	肿瘤累及腹腔组织
T3a	ⅢA	一个部位
T3b	ⅢB	一个以上部位
N1	ⅢC	转移到区域淋巴结
T4	ⅣA	肿瘤侵犯膀胱或直肠黏膜
M1	ⅣB	远处转移

注：当子宫体肿瘤与卵巢/盆腔子宫内膜异位症相关的

卵巢/盆腔肿瘤同时并存时,两者应视为各自独立的原发肿瘤。

N:区域淋巴结

NX　区域淋巴结转移无法确定

N0　无区域淋巴结转移

N1　有区域淋巴结转移

M:远处转移

M0　无远处转移

M1　有远处转移(除外附件、盆腔和腹腔转移)

pTNM 病理学分期

pT 和 pN 分期与 T 和 N 分期相对应。pM 见第 11 页。

分期(子宫肉瘤)

Ⅰ期	T1	N0	M0
ⅠA期	T1a	N0	M0
ⅠB期	T1b	N0	M0
ⅠC期 *	T1c	N0	M0
Ⅱ期	T2	N0	M0
ⅡA期	T2a	N0	M0
ⅡB期	T2b	N0	M0
ⅢA期	T3a	N0	M0
ⅢB期	T3b	N0	M0
ⅢC期	T1，T2，T3	N1	M0
ⅣA期	T4	任何N	M0
ⅣB期	任何T	任何N	M1

注：* ⅠC期不适用于平滑肌肉瘤和子宫内膜间
　　质肉瘤。

小结

T1	子宫
T2	盆腔内
T3	腹腔组织
T4	膀胱/直肠黏膜

（杨晟　李楠 译　孙燕 校）

卵巢癌

（ICD-O C56）

T、N 和 M 分期与 FIGO 分期相对应。本节包括这两个分期系统，以便比较。

分期原则

此分期适用于上皮和间质来源的卵巢恶性肿瘤，包括交界性或低度恶性潜能的卵巢肿瘤（WHO Classification of Tumours. Pathology and Genetics. Tumours of the Breast and Female Genital Organs. Tavassoli FA, Devilee P eds. Geneva：WHO；2003），与以前的术语"常见上皮肿瘤"相对应。

应进行组织病理学确诊并根据组织学类型进行分类。

以下是 TNM 分期检查流程：

T 分期　临床检查、影像学检查和手术探查（腹腔镜/剖腹探查）

N 分期　临床检查、影像学检查和手术探查（腹腔镜/剖腹探查）

M 分期　临床检查、影像学检查和手术探查（腹腔镜/剖腹探查）

FIGO 分期为手术分期。［TNM 分期为临床和（或）病理分期。］

区域淋巴结

区域淋巴结是指腹下(包括闭孔)、髂总、髂外、骶旁、腹主动脉旁和腹股沟淋巴结。

TNM 临床分期

T:原发肿瘤

TNM 分期	FIGO 分期	
TX		原发肿瘤无法评估
T0		无原发肿瘤的证据
T1	I	肿瘤局限于卵巢(单侧或双侧)
T1a	I A	肿瘤局限于单侧卵巢;包膜完整,卵巢表面无肿瘤;腹水或腹腔冲洗液中无肿瘤细胞
T1b	I B	肿瘤局限于双侧卵巢;包膜完整,卵巢表面无肿瘤;腹水或腹腔冲洗液中无肿瘤细胞
T1c	I C	肿瘤局限于单侧或双侧卵巢,伴有以下情况之一:包膜破裂,卵巢表面有肿瘤,腹水或腹腔冲洗液中有肿瘤细胞
T2	II	肿瘤累及单侧或双侧卵巢,伴盆腔播散
T2a	II A	扩散和(或)种植到子宫和(或)输卵管;腹水或腹腔冲洗液中无肿瘤细胞

T2b	ⅡB	扩散到其他盆腔组织;腹水或腹腔冲洗液中无肿瘤细胞
T2c	ⅡC	盆腔播散(2a 或 2b)且腹水或腹腔冲洗液中有肿瘤细胞
T3 和(或)N1	Ⅲ	肿瘤累及单侧或双侧卵巢,伴镜下证实的盆腔外腹膜种植和(或)区域淋巴结阳性
T3a	ⅢA	盆腔以外的腹膜镜下转移
T3b	ⅢB	盆腔以外肉眼可见的腹膜转移,直径≤2cm
T3c 和(或)N1	ⅢC	盆腔以外的腹膜转移,直径>2cm 和(或)区域淋巴结转移
M1	Ⅳ	远处转移(腹膜转移除外)

注:肝脏被膜转移属 T3/Ⅲ 期,肝脏实质性转移则属 M1/Ⅳ 期。胸腔积液必须在细胞学阳性时方可定为 M1/Ⅳ 期。

N:区域淋巴结

NX　区域淋巴结转移无法确定

N0　无区域淋巴结转移

N1　有区域淋巴结转移

M:远处转移

M0　无远处转移

M1　有远处转移,腹膜转移除外

pTNM 病理学分类

pT 和 pN 分期与 T 和 N 分期相对应。pM 分期见第 11 页。

pN0 盆腔淋巴结切除标本的组织学检查通常包括 6 个或 6 个以上淋巴结。

若淋巴结检查阴性，但检查的淋巴结数量没有达到要求，则归为 pN0。（FIGO 将此情况定为 pNX）。

G 组织病理学分级

见第 195 页定义。

分期

Ⅰ A 期	T1a	N0	M0
Ⅰ B 期	T1b	N0	M0
Ⅰ C 期	T1c	N0	M0
Ⅱ A 期	T2a	N0	M0
Ⅱ B 期	T2b	N0	M0
Ⅱ C 期	T2c	N0	M0
Ⅲ A 期	T3a	N0	M0
Ⅲ B 期	T3b	N0	M0
Ⅲ C 期	T3c	N0	M0
	任何 T	N1	M0
Ⅳ 期	任何 T	任何 N	M1

小结

TNM	卵巢	FIGO
T1	病变局限于卵巢	I
T1a	肿瘤累及单侧卵巢,包膜完整	I A
T1b	肿瘤累及双侧卵巢,包膜完整	I B
T1c	包膜破裂、卵巢表面有肿瘤、腹水或腹腔冲洗液中有肿瘤细胞	I C
T2	盆腔播散	II
T2a	病变累及子宫、输卵管	II A
T2b	病变扩散至其他盆腔组织	II B
T2c	腹水或腹腔冲洗液中有肿瘤细胞	II C
T3 和（或）N1	盆腔以外的腹膜转移和(或)区域淋巴结转移	III
T3a	镜下腹膜转移	III A
T3b	肉眼可见的腹膜转移≤2cm	III B
T3c	肉眼可见的腹膜转移>2cm	III C
和(或)区域淋巴结转移		
N1		
M1	远处转移(腹膜转移除外)	IV

（杨晟　李楠　译　孙燕　校）

输卵管癌

（ICD-O C57.0）

以下输卵管癌的分期基于 FIGO 1992 年采用的分期。T、N 和 M 分期与 FIGO 分期相对应。本节包括这两个分期系统，以便比较。

分期原则

此分期仅适用于输卵管癌。应进行组织病理学确诊。

以下是 TNM 分期的检查流程：

T 分期　　临床检查、影像学检查和手术探查（腹腔镜/剖腹探查）

N 分期　　临床检查、影像学检查和手术探查（腹腔镜/剖腹探查）

M 分期　　临床检查、影像学检查和手术探查（腹腔镜/剖腹探查）

FIGO 分期为手术－病理分期。（TNM 分期为临床和（或）病理分期。）

区域淋巴结

区域淋巴结是指腹下（髂内、闭孔）、髂总、髂外、骶旁、腹主动脉旁和腹股沟淋巴结。

TNM 临床分期

T 期原发肿瘤

TNM 分期	FIGO 分期	
TX		原发肿瘤无法评估
T0		无原发肿瘤的证据
Tis	*	原位癌(浸润前癌)
T1	I	肿瘤局限于输卵管
T1a	IA	肿瘤局限于单侧输卵管,未穿透浆膜面
T1b	IB	肿瘤局限于双侧输卵管,未穿透浆膜面
T1c	IC	肿瘤局限于单侧或双侧输卵管,侵及或穿透输卵管浆膜,或腹水或腹腔冲洗液中有肿瘤细胞
T2	II	肿瘤累及单侧或双侧输卵管伴盆腔播散
T2a	IIA	扩散和(或)转移到子宫和(或)卵巢
T2b	IIB	累及其他盆腔组织
T2c	IIC	盆腔播散(2a 或 2b)且腹水或腹腔冲洗液中有肿瘤细胞
T3 和(或) N1	III	肿瘤累及单侧或双侧输卵管伴盆腔外腹膜种植和(或)区域淋巴结阳性

T3a	ⅢA	盆腔以外的镜下可见的腹膜转移
T3b	ⅢB	盆腔以外肉眼可见的腹膜转移,直径≤2cm
T3c 和(或)N1	ⅢC	腹膜转移直径>2cm 和(或)区域淋巴结阳性
M1	Ⅳ	远处转移(腹膜转移除外)

注:肝脏被膜转移属 T3/Ⅲ 期,肝脏实质性转移则属
M1/Ⅳ 期。胸腔积液必须在细胞学阳性时方可定为
M1/Ⅳ 期。

＊FIGO 分期不再包括 0 期(Tis)。

N:区域淋巴结

NX　区域淋巴结转移无法确定

N0　无区域淋巴结转移

N1　有区域淋巴结转移

M:远处转移

M0　无远处转移

M1　有远处转移

pTNM 病理学分期

pT 和 pN 分期与 T 和 N 分期相对应。pM 见第 11 页。

pN0　盆腔淋巴结切除标本的组织学检查通常包括 6 个或 6 个以上淋巴结。

若淋巴结检查阴性,但检查的淋巴结数量未达到

要求,则归为 pN0 分期。（FIGO 将此情况定为 pNX。）

G 组织病理学分级

见第 195 页定义。

分期

0 期	Tis	N0	M0
ⅠA 期	T1a	N0	M0
ⅠB 期	T1b	N0	M0
ⅠC 期	T1c	N0	M0
ⅡA 期	T2a	N0	M0
ⅡB 期	T2b	N0	M0
ⅡC 期	T2c	N0	M0
ⅢA 期	T3a	N0	M0
ⅢB 期	T3b	N0	M0
ⅢC 期	T3c	N0	M0
	任何 T	N1	M0
Ⅳ期	任何 T	任何 N	M1

小结

TNM	输卵管	FIGO	
Tis	原位癌		
T1	肿瘤局限于单侧或双侧输卵管	I	
T1a	肿瘤累及单侧输卵管;浆膜完整		I A
T1b	肿瘤累及双侧输卵管;浆膜完整		I B
T1c	浆膜受累;腹水或腹腔冲洗液中有肿瘤细胞		I C
T2	盆腔播散	II	
T2a	累及子宫和(或)卵巢		II A
T2b	累及其他盆腔组织		II B
T2c	腹水或腹腔冲洗液中有肿瘤细胞		II C
T3 和(或)N1	盆腔以外腹膜转移和(或)区域淋巴结转移	III	
T3a	镜下可见腹膜转移		III A
T3b	肉眼可见的腹膜转移≤2cm		III B
T3c 和(或)N1	腹膜转移 >2cm 和(或)区域淋巴结转移		III C
M1	远处转移(腹膜转移除外)	IV	

（杨晟　李楠　译　孙燕　校）

妊娠滋养细胞肿瘤

（ICD-O C58）

以下妊娠滋养细胞肿瘤的分期基于 FIGO 1992 年采用并于 2002 年更新的分期［Ngan HYS，Bender H，Benedet JL，et al.（FIGO Committee on Gynecologic Oncology）. Gestational trophoblastic neoplasia. *Int J Gynecol Obstet* 2002；77：285－287］。T 和 M 分期与 FIGO 分期相对应。本节包括这两个分期系统，以便比较。与其他部位的肿瘤不同，这些肿瘤不适用 N 分期。预后评分指数根据除病变扩散范围以外的其他因素将患者分为高危组和低危组，该预后评分指数也应用于分期中。

分期原则

该分期适用于绒毛膜癌（9100/3）、侵袭性葡萄胎（9100/1）和胎盘部位滋养细胞肿瘤（9104/1）。胎盘部位的肿瘤应单独报告。人绒毛膜促性腺激素（βhCG）水平异常升高者可不经组织病理学确诊。应记录该疾病的既往化疗史。

以下是 TM 分期的检查流程：

T 分期　　临床检查、影像学检查、内镜检查和血清/尿 βhCG 水平测定

M 分期　　临床检查、影像学检查和血清/尿 βhCG 水平测定

风险分期:综合相关因素所得预后评分可以将患者分为低危组和高危组,这些因素包括:年龄、既往妊娠的类型、妊娠终止至开始化疗的间隔、治疗前血清/尿 βhCG 水平、肿瘤的最大直径、转移部位、转移数目和化疗失败史。

TM 临床分期

T:原发肿瘤

TNM 分期	FIGO 分期 *	
TX		原发肿瘤无法评估
T0		无原发肿瘤的证据
T1	I	肿瘤局限于子宫
T2	II	肿瘤转移或直接扩散至其他生殖道:阴道、卵巢、阔韧带、输卵管
M1a	III	转移至肺
M1b	IV	其他远处转移

注:* 根据预后评分又将 I ~ IV 期各期别分为 A 和 B。

M:远处转移

M0　无远处转移

M1　有远处转移

M1a　转移至肺(单侧或双侧)

M1b　其他远处转移

注：生殖系转移(阴道、卵巢、阔韧带、输卵管)划分为
T2。非生殖结构的任何受累,无论是直接侵犯还是
转移,均以 M 分类描述。

pTM 病理学分期

pT 分期与 T 分期相对应。pM 分期见第 11 页。

预后评分

预后因素	0	1	2	4
年龄		<40	≥40	
既往妊娠		葡萄胎	流产	足月妊娠
妊娠终止至化疗开始间隔的月数		<4	4~6	7~12	>12
治疗前血清 βhCG(IU/mL)		$<10^3$	$\geq10^3$, $<10^4$	$\geq10^4$, $<10^5$	$\geq10^5$
肿瘤的最大直径,包括子宫		<3cm	3~5cm	>5cm	
转移部位		肺	脾、肾	胃肠道	肝、脑
转移数目			1~4	5~8	>8
化疗失败史				单药化疗	两或多药化疗

风险分类：

总分≤6 为低危

总分≥7 为高危

预后分组

分组	T	M	风险分类
I	T1	M0	不明
I A	T1	M0	低危
I B	T1	M0	高危
II	T2	M0	不明
II A	T2	M0	低危
II B	T2	M0	高危
III	任何 T	M1a	不明
III A	任何 T	M1a	低危
III B	任何 T	M1a	高危
IV	任何 T	M1b	不明
IV A	任何 T	M1b	低危
IV B	任何 T	M1b	高危

小结

TM 和风险	妊娠滋养细胞肿瘤	分期
T1	病变局限于子宫	I
T2	病变侵及其他生殖道	II
M1a	转移至肺	III
M1b	其他远处转移	IV
低危	预后评分≤6	I A – IV A
高危	预后评分≥7	I B – IV B

（杨晟 李楠 译　孙燕 校）

泌尿系肿瘤

本章包括以下部位的肿瘤：

- 阴茎；
- 前列腺；
- 睾丸；
- 肾脏；
- 肾盂和输尿管；
- 膀胱；
- 尿道。

每个部位的肿瘤按照以下标题进行描述：

- 使用 TNM 分期流程的分期原则，如果其他的方法可以提高治疗前评估的准确性，也可采用；
- 解剖分区及亚区（如果适用）；
- 区域淋巴结的定义；
- 远处转移；
- TNM 临床分期；
- pTNM 病理学分期；
- G 组织病理学分级（如适用）；
- 分期；
- 小结。

远处转移

M1 和 pM1 分期按照以下代码注释：

肺	PUL	骨髓	MAR
骨	OSS	胸膜	PLE
肝	HEP	腹膜	PER
脑	BRA	肾上腺	ADR
淋巴结	LYM	皮肤	SKI
其他	OTH		

R 分类

参见第 15 页。

（李树婷 马建辉 译 孙燕 校）

阴茎癌

（ICD-O C60）

分期原则

此分期适用于阴茎癌。需经组织病理学确诊。
以下是 TNM 分期的检查流程：

    T 分期　体格检查和内镜检查

    N 分期　体格检查和影像学检查

    M 分期　体格检查和影像学检查

解剖亚区

1. 包皮（C60.0）
2. 龟头（C60.1）
3. 阴茎体（C60.2）

区域淋巴结

区域淋巴结包括腹股沟浅表、腹股沟深部及盆腔淋巴结。

TNM 临床分期

T：原发肿瘤

TX　原发肿瘤无法评估

T0　无原发肿瘤的证据

Tis　原位癌

Ta　非浸润性疣状癌[1]

T1　肿瘤侵及皮下结缔组织

　　T1a　肿瘤侵及皮下结缔组织,但无淋巴管侵犯,且为高分化肿瘤

　　T1b　肿瘤侵及皮下结缔组织伴有淋巴管侵犯或是低分化或未分化肿瘤

T2　肿瘤侵及尿道海绵体或阴茎海绵体

T3　肿瘤侵及尿道

T4　肿瘤侵及其他邻近结构

注:1.疣状癌不伴浸润。

N:区域淋巴结

NX　区域淋巴结转移无法确定

N0　无可触及或可见的增大腹股沟淋巴结

N1　可触及活动的单侧腹股沟淋巴结

N2　可触及活动的多个或双侧腹股沟淋巴结

N3　腹股沟淋巴结固定或单侧或双侧盆腔淋巴结肿大

M:远处转移

M0　无远处转移

M1　有远处转移

pTNM 病理学分期

pT 分期与 T 分期相对应,pN 分期以活检或术后病

理为基础。见第 11 页。

pNX　区域淋巴结转移无法确定

pN0　无区域淋巴结转移

pN1　单个腹股沟淋巴结转移

pN2　多个或双侧腹股沟淋巴结转移

pN3　盆腔淋巴结转移,单侧或双侧或转移的区域淋巴
　　　结外浸润

G 组织病理学分级

GX　分化程度无法评估

G1　高分化

G2　中分化

G3 - 4　低分化/未分化

分期

0 期	Tis	N0	M0
	Ta	N0	M0
I 期	T1a	N0	M0
II 期	T1b	N0	M0
	T2	N0 , N1	M0
	T3	N0	M0
III A 期	T1, T2 ,T3	N1	M0
III B 期	T1 , T2 ,T3	N2	M0
IV 期	T4	任何 N	M0
	任何 T	N3	M0
	任何 T	任何 N	M1

小结

阴茎癌

Tis	原位癌
Ta	非浸润性疣状癌
T1	肿瘤侵及皮下结缔组织
T2	肿瘤侵及尿道海绵体,阴茎海绵体
T3	肿瘤侵及尿道
T4	肿瘤侵及其他邻近结构
N1	单一可触及的活动的单侧腹股沟淋巴结
	pN1 单个腹股沟淋巴结转移
N2	可触及活动的多个或双侧腹股沟淋巴结
	pN2 多个/双侧腹股沟淋巴结转移
N3	腹股沟淋巴结固定,或单侧或双侧盆腔淋巴结肿大
	pN3 盆腔淋巴结或区域外淋巴结转移

（李树婷 马建辉 译 孙燕 校）

前列腺癌

（ICD-O C61）

分期原则

此分期仅适用于前列腺癌。前列腺移行细胞癌归为尿道肿瘤（见第264页），需经组织病理学确诊。

以下是TNM分期的检查流程：

T 分期　体格检查、影像学检查、内镜检查、活检和生化学检测

N 分期　体格检查和影像学检查

M 分期　体格检查、影像学检查、骨骼检查和生化学检测

区域淋巴结

区域淋巴结是指盆腔淋巴结，特别是髂总动脉分叉处以下的盆腔淋巴结。单侧或双侧不影响N分期。

TNM 临床分期

T：原发肿瘤

TX　原发肿瘤无法评估

T0　无原发肿瘤的证据

T1   前列腺隐匿癌,既不能触及,影像学也无法发现

  T1a   前列腺隐匿癌,在≤5%的切除组织中通过组织病理学发现

  T1b   前列腺隐匿癌,在>5%的切除组织中通过组织病理学发现

  T1c   肿瘤经穿刺活检证实,例如,由于前列腺特异性抗原(PSA)升高

T2   肿瘤局限于前列腺[1]

  T2a   肿瘤累及一侧叶的一半或更少

  T2b   肿瘤累及大于一侧叶的一半,但仅累及一侧叶

  T2c   肿瘤累及两侧叶

T3   肿瘤突破前列腺被膜[2]

  T3a   肿瘤浸润达被膜外(单侧叶或双侧叶),包括显微镜下发现的膀胱颈部累及

  T3b   肿瘤侵及单侧或双侧精囊

T4   肿瘤固定或侵及除精囊以外的邻近结构,包括侵及外括约肌、直肠、提肛肌,和(或)盆腔壁

注:1. 穿刺活检发现肿瘤位于单侧叶或双侧叶,但直肠指诊不能触及或经影像学不能证实的肿瘤分期为T1c。

  2. 肿瘤累及前列腺尖部或达前列腺被膜(但是未突破被膜)其分期不是T3,而是T2。

N:区域淋巴结:

NX   区域淋巴结转移无法确定

N0   无区域淋巴结转移

N1   有区域淋巴结转移

M:远处转移 *

M0　无远处转移

M1　有远处转移

　　M1a　非区域淋巴结转移

　　M1b　骨转移

　　M1c　其他部位转移

注:* 当出现多于一个转移灶时,选用最高级别的分期,
　　pM1c 是最高分期。

pTNM 病理学分期

　　pT 和 pN 分期与 T 和 N 分期相对应,pM 分期见第
11 页。

　　然而,前列腺没有 pT1 分期,因为没有足够的组织
评价最高级别的 pT 分期。

注:转移灶小于 0.2 cm,可以分为 pN1 mi(见第 9 页)。

G 组织病理学分级

GX　　　分化程度无法评估

G1　　　高分化(轻度间变)(Gleason 评分 2～4 级)

G2　　　中分化(中度间变)(Gleason 评分 5～6 级)

G3～4　低分化/未分化(重度间变)(Gleason 评分 7～
　　　　10 级)

分期

Ⅰ期	T1,T2a	N0	M0
Ⅱ期	T2b, T2c	N0	M0
Ⅲ期	T3	N0	M0
Ⅳ期	T4	N0	M0
	任何 T	N1	M0
	任何 T	任何 N	M1

预后分期

Ⅰ组	T1a－c	N0	M0	PSA < 10	评分≤6
	T2a	N0	M0	PSA < 10	评分≤6
ⅡA组	T1a－c	N0	M0	PSA < 20	评分≤7
	T1a－c	N0	M0	PSA≥10, < 20	评分≤6
	T2a,b	N0	M0	PSA < 20	评分≤7
ⅡB组	T2c	N0	M0	任何 PSA	任何评分
	T1－2	N0	M0	PSA≥20	任何评分
	T1－2	N0	M0	任何 PSA	评分≥ 8
Ⅲ组	T3a,b	N0	M0	任何 PSA	任何评分
Ⅳ组	T4	N0	M0	任何 PSA	任何评分
	任何 T	N1	M0	任何 PSA	任何评分
	任何 T	任何 N	M1	任何 PSA	任何评分

注:如果 PSA 水平或 Gleason 评分之一无法获得,预后
　　分组应当由 T 分期与任何一个 PSA 水平或 Gleason
　　评分结果来决定。如果这两个指标均无法获得,则
　　不能进行预后分组,要使用分期分组。

小结

前列腺癌

T1	前列腺隐匿癌,既不可触及也不能通过影像学发现
	T1a 肿瘤组织≤5%
	T1b 肿瘤组织>5%
	T1c 穿刺活检证实
T2	肿瘤局限于前列腺
	T2a 肿瘤组织不超过一侧叶的一半
	T2b 肿瘤组织大于一侧叶的一半
	T2c 肿瘤组织侵及两侧叶
T3	肿瘤突破前列腺被膜
	T3a 肿瘤浸润达被膜外
	T3b 肿瘤侵及单侧或双侧精囊
T4	肿瘤固定或侵及除精囊外的邻近结构:外括约肌、直肠、提肛肌,盆腔壁
N1	区域淋巴结转移
M1a	非区域淋巴结转移
M1b	骨转移
M1c	其他部位转移

(李树婷 马建辉 译 孙燕 校)

睾丸癌

(ICD-O C62)

分期原则

此分期适用于睾丸生殖细胞肿瘤,需经组织病理学证实,并根据组织学类型进行分类。组织病理学分级不适用。

此类疾病经常出现血清肿瘤标志物升高,包括甲胎蛋白(AFP),绒毛膜促性腺激素(hCG)和乳酸脱氢酶(LDH)。分期以解剖学疾病的侵犯范围和血清肿瘤标志物的评价为依据。

以下是 NMS 分期的检查流程:

N 分期　体格检查和影像学检查

M 分期　体格检查、影像学检查和生物化学检测

S 分期　血清肿瘤标志物检测

在睾丸切除术后应即刻进行血清肿瘤标志物检测,如果检测结果较术前升高,应根据 AFP(半衰期7 天)和 βhCG(半衰期 3 天)的半衰期进行系列的血清学检测来了解血清肿瘤标志物长的衰减曲线。S 分期是以睾丸切除术后 hCG 和 AFP 最低值为依据的。血清 LDH 水平(但不是其半衰期水平)对于转移的患者具有预后价值,并且包括在分期中。

区域淋巴结

区域淋巴结包括腹主动脉旁(主动脉周围)、腹主动脉前、腹主动脉后、腹主动脉与腔静脉间淋巴结,下腔静脉旁、下腔静脉前、下腔静脉后淋巴结。沿精索静脉的淋巴结被认为是区域淋巴结。单、双侧不影响 N 分期。阴囊和腹股沟手术后的睾丸肿瘤患者的盆腔淋巴结和腹股沟淋巴结也被认为是区域淋巴结。

TNM 临床分期

T:原发肿瘤

除了 pT4,原发肿瘤的侵犯程度通过根治性睾丸切除术后来确定。参见 pT。在其他情况下,如果没有进行根治性睾丸切除术,可以使用 TX。

N:区域淋巴结

NX　区域淋巴结无法确定

N0　没有区域淋巴结转移

N1　单个淋巴结转移,最大直径 ≤2cm,或多个淋巴结转移,但最大直径均 ≤2cm

N2　单个淋巴结转移,最大直径 >2cm,但 ≤5cm, 或多个淋巴结转移,任何一个淋巴结最大直径 >2cm,但 ≤5cm

N3　单个淋巴结转移,最大直径 >5cm

M：远处转移

M0　无远处转移

M1　有远处转移

　　M1a　非区域淋巴结或肺转移

　　M1b　非区域淋巴结或肺转移以外的远处转移

pTNM 病理学分期

pT：原发肿瘤

pTX　原发肿瘤无法评估（见前面 T：原发肿瘤）

pT0　无原发肿瘤的证据（如睾丸的组织学为瘢痕）

pTis　导管内生殖细胞瘤（原位癌）

pT1　肿瘤局限于睾丸和附睾,无血管/淋巴侵犯,肿瘤
　　　可能侵犯白膜,但未累及睾丸鞘膜

pT2　肿瘤局限于睾丸和附睾,伴有血管/淋巴侵犯,或
　　　肿瘤穿透白膜累及睾丸鞘膜

pT3　肿瘤侵及精索,伴或不伴有血管/淋巴侵犯

pT4　肿瘤侵及阴囊,伴或不伴有血管/淋巴侵犯

pN：区域淋巴结

pNX　区域淋巴结转移无法确定

pN0　无区域淋巴结转移

pN1　单个淋巴结转移,最大直径≤2cm,或≤5 个阳性
　　　淋巴结,且最大直径均≤2cm

pN2　单个淋巴结转移,最大直径 >2cm,但≤5cm,或
　　　>5个阳性淋巴结,任何一个淋巴结最大直径

　　　≤5cm,或肿瘤伴有淋巴结外扩散

pN3　转移的淋巴结单个最大直径 >5cm

pM:远处转移

见第 11 页。

S:血清肿瘤标志物

SX　血清标志物检测无法获得

S0　血清标志物检测水平在正常范围

	LDH	βhCG(mIU/mL)	AFP(ng/mL)
S1	<1.5×N	和 <5000	和 <1000
S2	1.5~10×N	或 5000~50 000	或 1000~10 000
S3	>10×N	或 >50 000	或 >10 000

注:N 表示 LDH 正常值的上限。

分期

0 期	pTis	N0	M0	S0 , SX
Ⅰ 期	pT1 – T4	N0	M0	SX
Ⅰ A 期	pT1	N0	M0	S0
Ⅰ B 期	pT2 – T4	N0	M0	S0
Ⅰ S 期	任何 pT /TX	N0	M0	S1 – S3
Ⅱ 期	任何 pT /TX	N1 – N3	M0	SX
Ⅱ A 期	任何 pT /TX	N1	M0	S0
	任何 pT /TX	N1	M0	S1
Ⅱ B 期	任何 pT /TX	N2	M0	S0
	任何 pT /TX	N2	M0	S1
Ⅱ C 期	任何 pT /TX	N3	M0	S0
	任何 pT /TX	N3	M0	S1
Ⅲ 期	任何 pT /TX	任何 N	M1a	SX
Ⅲ A 期	任何 pT /TX	任何 N	M1a	S0
	任何 pT /TX	任何 N	M1a	S1
Ⅲ B 期	任何 pT /TX	N1 – N3	M0	S2
	任何 pT /TX	任何 N	M1a	S2
Ⅲ C 期	任何 pT /TX	N1 – N3	M0	S3
	任何 pT /TX	任何 N	M1a	S3
	任何 pT /TX	任何 N	M1b	任何 S

小结

睾丸癌	
pTis	导管内生殖细胞瘤(原位癌)
pT1	肿瘤局限于睾丸和附睾,无血管/淋巴侵犯
pT2	肿瘤局限于睾丸和附睾,伴有血管/淋巴侵犯,或累及鞘膜
pT3	肿瘤侵及精索
pT4	肿瘤侵及阴囊
N1	转移淋巴结最大直径≤2cm
	pN1　转移淋巴结最大直径≤2cm 或≤5 个淋巴结
N2	转移淋巴结最大直径>2cm ,但≤5cm
	pN2　转移淋巴结最大直径>2cm,但≤5cm,或 >5 个淋巴结,或结外扩散
N3	转移淋巴结最大直径>5 cm
	pN3　转移淋巴结最大直径>5cm
M1a	非区域淋巴结或肺转移
M1b	其他部位转移

（李树婷　马建辉　译　孙燕　校）

肾脏肿瘤

（ICD – O C64）

分期原则

此分期适用于肾细胞癌,并需经组织病理学证实。

以下是 TNM 分期的检查流程:

T 分期　　体格检查和影像学检查

N 分期　　体格检查和影像学检查

M 分期　　体格检查和影像学检查

区域淋巴结

区域淋巴结为肾门、腹主动脉旁和下腔静脉旁淋巴结。单、双侧不影响 N 分期。

TNM 临床分期

T:原发肿瘤

TX　原发肿瘤无法评估

T0　无原发肿瘤的证据

T1　肿瘤局限于肾脏,最大直径≤7 cm

　　T1a　肿瘤≤4 cm

　　T1b　肿瘤>4 cm,但≤7 cm

T2　肿瘤局限于肾脏,最大直径>7 cm

　　　　T2a　肿瘤最大直径＞7cm,但≤10cm

　　　　T2b　肿瘤局限于肾脏,最大直径＞10cm

　T3　肿瘤侵及大静脉或除同侧肾上腺外的肾周围组织,但未超过肾周围筋膜

　　　　T3a　肿瘤侵及肾静脉或侵及肾静脉分支的肾段静脉(含肌层的静脉)或侵犯肾周围脂肪和(或)肾窦脂肪(肾盂旁脂肪),但是未超过肾周围筋膜

　　　　T3b　肿瘤侵及横膈膜下的下腔静脉

　　　　T3c　肿瘤侵及横膈膜上的下腔静脉或侵及下腔静脉壁

　T4　肿瘤侵透肾周筋膜,包括侵及邻近肿瘤的同侧肾上腺

N:区域淋巴结

　NX　区域淋巴结转移无法确定

　N0　无区域淋巴结转移

　N1　单个区域淋巴结转移

　N2　一个以上的区域淋巴结转移

M:远处转移

　M0　无远处转移

　M1　有远处转移

pTNM 病理学分期

　　pT 和 pN 分期与 T 和 N 分期相对应,pM 分期见第11 页。

G 组织病理学分级

GX   分化程度无法评估
G1   高分化
G2   中分化
G3 – 4   低分化/未分化

分期

I 期	T1	N0	M0
II 期	T2	N0	M0
III 期	T3	N0	M0
	T1 , T2 , T3	N1	M0
IV 期	T4	任何 N	M0
	任何 T	N2	M0
	任何 T	任何 N	M1

小结

肾脏肿瘤	
T1	肿瘤局限于肾脏，≤7cm
	T1a　≤4cm
	T1b　>4cm
T2	肿瘤局限于肾脏，>7cm，但≤10cm
	T2a　肿瘤>7cm，但≤10cm
	T2b　肿瘤>10cm
T3	肿瘤侵及大静脉或肾周围脂肪
	T3a　肿瘤侵及肾静脉，肾周围脂肪
	T3b　肿瘤侵及横膈膜下的下腔静脉
	T3c　肿瘤侵及横膈膜上的下腔静脉
T4	肿瘤侵犯超过肾周筋膜或侵及同侧肾上腺
N1	单个淋巴结转移
N2	一个以上淋巴结转移

（李树婷　马建辉　译　孙燕　校）

肾盂和输尿管肿瘤

（ICD-O C65，C66）

分期原则

此分期适用于肾盂和输尿管肿瘤,不包括乳头状瘤。并需经组织病理学或细胞学确诊。

以下是 TNM 分期的检查流程:

T 分期　　体格检查、影像学检查和内镜检查

N 分期　　体格检查和影像学检查

M 分期　　体格检查和影像学检查

解剖亚区

1. 肾盂（C65）
2. 输尿管（C66）

区域淋巴结

区域淋巴结包括肾门、腹主动脉旁和下腔静脉旁淋巴结。对于输尿管癌,区域淋巴结还包括盆腔内淋巴结。单、双侧不影响 N 分期。

TNM 临床分期

T：原发肿瘤

TX　原发肿瘤无法评估

T0　无原发肿瘤的证据

Ta　非浸润乳头状癌

Tis　原位癌

T1　肿瘤侵及黏膜上皮下结缔组织

T2　肿瘤侵及肌层

T3　（肾盂）肿瘤浸润超过肌层至肾盂周围脂肪或肾实质

　　（输尿管）肿瘤浸润超过肌层到达输尿管周围脂肪

T4　肿瘤侵及邻近器官或通过肾脏到达肾周围脂肪

N：区域淋巴结

NX　区域淋巴结无法评估

N0　无区域淋巴结转移

N1　单个区域淋巴结转移，最大直径≤2cm

N2　单个区域淋巴结转移，最大直径＞2cm，但≤5cm；或多个淋巴结转移，没有一个最大直径＞5cm

N3　淋巴结转移，单个最大直径＞5cm

M：远处转移

M0　无远处转移

M1　有远处转移

pTNM 病理学分期

pT 和 pN 分期与 T 和 N 分期相对应,pM 分期见第 11 页。

G 组织病理学分级

GX 分化程度无法评估
G1 高分化
G2 中分化
G3 – 4 低分化/未分化

分期

0a 期	Ta	N0	M0
0is 期	Tis	N0	M0
I 期	T1	N0	M0
II 期	T2	N0	M0
III 期	T3	N0	M0
IV 期	T4	N0	M0
	任何 T	N1,N2,N3	M0
	任何 T	任何 N	M1

小结

肾盂和输尿管肿瘤
Ta　　非浸润乳头状癌
Tis　　原位癌
T1　　肿瘤侵及黏膜上皮下结缔组织
T2　　肿瘤侵及肌层
T3　　肿瘤浸润超过肌层
T4　　肿瘤侵及邻近器官,肾周围脂肪
N1　　单个区域淋巴结转移,≤ 2cm
N2　　单个区域淋巴结转移,>2cm,但≤5cm,多个
淋巴结≤5cm
N3　　淋巴结转移,单个最大直径>5cm

（李树婷 马建辉 译　孙燕 校）

膀胱癌

（ICD-O C67）

分期原则

此分期适用于膀胱癌,不包括乳头状瘤。需经组织病理学或细胞学证实。

以下是 TNM 分期的检查流程:

T 分期　体格检查、影像学检查和内镜检查

N 分期　体格检查和影像学检查

M 分期　体格检查和影像学检查

区域淋巴结

区域淋巴结为真正的盆腔淋巴结,即髂总动脉分叉以下的盆腔淋巴结。但也包括髂总动脉周围淋巴结。单、双侧不影响 N 分期。

TNM 临床分期

T:原发肿瘤

为了正确地进行 T 分期,应当考虑附加内容以便分辨多种肿瘤。附加内容可以加至任何 T 分期,用以说明与原位癌可能相关的病灶。

TX　原发肿瘤无法评估

T0　无原发肿瘤的证据

Ta　非浸润乳头状癌

Tis　原位癌:"扁平肿瘤"

T1　肿瘤侵及黏膜上皮下结缔组织

T2　肿瘤侵及肌层

　　T2a　肿瘤侵及浅肌层(内1/2)

　　T2b　肿瘤侵及深肌层(外1/2)

T3　肿瘤侵及膀胱周围组织

　　T3a　显微镜下

　　T3b　肉眼可见(膀胱外肿块)

T4　肿瘤侵及下列任一器官:前列腺、精囊、尿道、阴道、盆壁、腹壁

　　T4a　肿瘤侵及前列腺、精囊、尿道或阴道

　　T4b　肿瘤侵及盆壁或腹壁

N:区域淋巴结

NX　区域淋巴结转移无法确定

N0　没有区域淋巴结转移

N1　单个淋巴结转移(下腹的、闭孔的、髂外的或骶前淋巴结)

N2　多个淋巴结转移(下腹的、闭孔的、髂外的或骶前淋巴结)

N3　髂总淋巴结转移

M:远处转移

M0 无远处转移

M1 有远处转移

pTNM 病理学分期

pT 和 pN 分期与 T 和 N 分期相对应,pM 分期见第 11 页。

G 组织病理学分级

GX 分化程度无法评估

G1 高分化

G2 中分化

G3 – 4 低分化/未分化

分期

0a 期	Ta	N0	M0
0is 期	Tis	N0	M0
Ⅰ期	T1	N0	M0
Ⅱ期	T2a,b	N0	M0
Ⅲ期	T3a,b	N0	M0
	T4a	N0	M0
Ⅳ期	T4b	N0	M0
	任何 T	N1,N2,N3	M0
	任何 T	任何 N	M1

小结

膀胱癌
Ta　非浸润乳头状癌
Tis　原位癌:"扁平肿瘤"
T1　肿瘤侵及黏膜上皮下结缔组织
T2　肿瘤侵及肌层
T2a　内 1/2
T2b　外 1/2
T3　肿瘤浸润超过肌层
T3a　显微镜下
T3b　肉眼肿块
T4　肿瘤侵及前列腺、尿道、阴道、盆壁、腹壁
T4a　肿瘤侵及前列腺、尿道、阴道
T4b　肿瘤侵及盆壁、腹壁
N1　单个淋巴结转移
N2　多个淋巴结转移
N3　髂总淋巴结转移

（李树婷　马建辉　译　孙燕　校）

尿道癌

(ICD-O C68.0,C61.9)

分期原则

此分期适用于尿道癌(ICD-O C68.0)及前列腺移行细胞癌(ICD-O C61.9)和前列腺段尿道。并需经组织病理学或细胞学确诊。

以下是 TNM 分期的检查流程:

T 分期　体格检查、影像学检查和内镜检查

N 分期　体格检查和影像学检查

M 分期　体格检查和影像学检查

区域淋巴结

区域淋巴结为腹股沟和盆腔淋巴结。单、双侧不影响 N 分期。

TNM 临床分期

T:原发肿瘤

TX　原发肿瘤无法评估

T0　无原发肿瘤的证据

尿道(男性和女性)癌

Ta　非浸润乳头状、息肉状或疣状癌

Tis　原位癌

T1　肿瘤侵及黏膜上皮下结缔组织

T2　肿瘤侵及以下部位:尿道海绵体、前列腺、尿道周围肌肉

T3　肿瘤侵及以下部位:阴茎海绵体、超过前列腺被膜、膀胱颈(前列腺外部受侵)

T4　肿瘤侵及其他邻近器官(如浸润至膀胱)

前列腺尿路上皮(移行细胞)癌

Tis pu　原位癌,侵及前列腺段尿道

Tis pd　原位癌,侵及前列腺导管

T1　肿瘤侵及黏膜上皮下结缔组织(肿瘤仅侵及前列腺部尿道)

T2　肿瘤侵及以下部位:前列腺、尿道海绵体、尿道周围肌肉

T3　肿瘤侵及以下部位:阴茎海绵体、超过前列腺被膜、膀胱颈(前列腺外部受侵)

T4　肿瘤侵及其他邻近器官(如浸润至膀胱)

N:区域淋巴结

NX　区域淋巴结转移无法确定

N0　无区域淋巴结转移

N1　单个淋巴结转移,最大直径≤2cm

N2　单个淋巴结转移,最大直径＞2cm;或多个淋巴结转移

M:远处转移

M0　无远处转移

M1　有远处转移

pTNM 病理学分期

pT 和 pN 分期与 T 和 N 分期相对应,pM 分期见第 11 页。

G 组织病理学分级

GX   分化程度无法评估
G1   高分化
G2   中分化
G3 – 4   低分化/未分化

分期

0a 期	Ta	N0	M0
0is 期	Tis	N0	M0
	Tis pu	N0	M0
	Tis pd	N0	M0
I 期	T1	N0	M0
II 期	T2	N0	M0
III 期	T1 , T2	N1	M0
	T3	N0 , N1	M0
IV 期	T4	N0 , N1	M0
	任何 T	N2	M0
	任何 T	任何 N	M1

小结

尿道癌
Ta 非浸润的乳头状、息肉状或疣状癌
Tis 原位癌
T1 肿瘤侵及黏膜上皮下结缔组织
T2 肿瘤侵及尿道海绵体、前列腺、尿道周围肌肉
T3 肿瘤侵及阴茎海绵体、超过前列腺被膜、阴道前部、膀胱颈
T4 肿瘤侵及其他邻近器官

前列腺尿路上皮（移行细胞）癌
Tis pu 原位癌，前列腺段尿道
Tis pd 原位癌，前列腺导管
T1 肿瘤侵及黏膜上皮下结缔组织
T2 肿瘤侵及前列腺基质、尿道海绵体、尿道周围肌肉
T3 肿瘤侵及阴茎海绵体、超过前列腺被膜、膀胱颈（前列腺外部受侵）
T4 肿瘤侵及其他邻近器官（如浸润至膀胱）
N1 单个淋巴结转移≤2cm
N2 单个淋巴结转移＞2cm，或多个淋巴结转移

（李树婷　马建辉　译　孙燕　校）

肾上腺皮质肿瘤

（C74.0）

分期原则

此分期适用于肾上腺皮质癌,不适用于肾上腺髓质癌或肉瘤。

以下是 TNM 分期的检查流程:

T 分期　体格检查和影像学检查

N 分期　体格检查和影像学检查

M 分期　体格检查和影像学检查

区域淋巴结

区域淋巴结为肾门、腹主动脉旁和下腔静脉旁淋巴结,单、双侧不影响 N 分期。

TNM 临床分期

T:原发肿瘤

TX　原发肿瘤无法评估

T0　无原发肿瘤的证据

T1　肿瘤最大直径≤5cm,无肾上腺外的浸润

T2　肿瘤最大直径>5cm,无肾上腺外的浸润

T3　无论肿瘤大小,伴有肾上腺外局部浸润,但没有侵
　　及邻近器官 *

T4　无论肿瘤大小,肿瘤侵及邻近器官 *

注:邻近器官包括肾脏、横膈膜、下腔静脉、胰腺和肝脏

N:区域淋巴结

NX　区域淋巴结转移无法确定

N0　无区域淋巴结转移

N1　有区域淋巴结转移

M:远处转移

M0　无远处转移

M1　有远处转移

pTNM 病理学分期

　　pT 和 pN 分期与 T 和 N 分期相对应,pM 分期见第
11 页。

分期

Ⅰ期	T1	N0	M0
Ⅱ期	T2	N0	M0
Ⅲ期	T1 , T2	N1	M0
	T3	N0	M0
Ⅳ期	T3	N1	M0
	T4	任何 N	M0
	任何 T	任何 N	M1

小结

肾上腺皮质肿瘤

T1	肿瘤 ≤ 5cm,无肾上腺外浸润
T2	肿瘤 > 5cm,无肾上腺外浸润
T3	肾上腺外局部浸润
T4	侵及邻近器官
N1	区域淋巴结转移

（李树婷 马建辉 译 孙燕 校）

眼部肿瘤

导言

眼及其附属器的肿瘤是一组差异很大的肿瘤,包括癌、黑色素瘤、肉瘤和视网膜母细胞瘤,为了临床方便,将它们归在同一部分。

包括以下部位的肿瘤:

- 结膜
- 葡萄膜
- 视网膜
- 眼眶
- 泪腺
- 眼睑(眼睑肿瘤按照皮肤肿瘤分类)

其组织学命名和诊断标准推荐参照 WHO 组织学分类(Campbell RJ. *Histological Typing of Tumours of the Eye and its Adnexa*, 2nd ed. Berlin: Springer; 1998)。

每种肿瘤类型按如下标题进行描述:

- 使用 TNM 分期流程的分期原则;
- 解剖分区(如果适用);
- 区域淋巴结的定义;
- TNM 临床分期;
- pTNM 病理学分期;
- G 组织病理学分级(当适用时);
- 分期(当适用时);
- 小结。

区域淋巴结

眼部肿瘤 N 分期的定义是:

N:区域淋巴结

NX　区域淋巴结转移不能确定

N0　无区域淋巴结转移

N1　有区域淋巴结转移

远处转移

眼部肿瘤 M 分期的定义是:

M:远处转移

M0　无远处转移

M1　有远处转移

M1 和 pM1 分期按照以下代码注释:

肺	PUL	骨髓	MAR
骨	OSS	胸膜	PLE
肝	HEP	腹膜	PER
脑	BRA	肾上腺	ADR
淋巴结	LYM	皮肤	SKI
其他	OTH		

G 组织病理学分级

G 分级的如下定义适用于结膜癌和眼眶肉瘤：

GX　分化程度不能评价
G1　高分化
G2　中分化
G3　低分化
G4　未分化

R 分类

见第 15 页。

（杨建良　译　樊英　校）

结膜癌

（ICD-O C69.0）

分期原则

该病需经组织病理学确诊,并根据组织学类型进行分类,例如黏膜上皮样癌和鳞状细胞癌。

以下是 TNM 分期的检查流程:

T 分期　体格检查

N 分期　体格检查

M 分期　体格检查和影像学检查

区域淋巴结

区域淋巴结是耳前淋巴结、颌下淋巴结和颈部淋巴结。

TNM 临床分期

T:原发肿瘤

TX　原发肿瘤无法评价

T0　无原发肿瘤的证据

Tis　原位癌

T1　肿瘤最大直径≤5mm

T2　肿瘤最大直径 >5mm,未侵犯邻近结构 *

T3　肿瘤侵犯邻近结构 *

T4　肿瘤侵犯眼眶或眶外

　　T4a　肿瘤侵犯眼眶软组织,未侵犯骨

　　T4b　肿瘤侵犯骨

　　T4c　肿瘤侵犯邻近副鼻窦

　　T4d　肿瘤侵犯脑

注:* 邻近结构包括:角膜(时钟3,6,9 或 12 点),眼球,穹隆结膜(下和/或上),睑结膜(下和/或上),睑软骨结膜(下和/或上),泪腺孔和泪腺管(下和/或上),皱襞,泪阜,眼睑后层,眼睑前层,和(或)眼睑边缘(下和/或上)。

N:区域淋巴结

NX　区域淋巴结转移无法确定

N0　无区域淋巴结转移

N1　有区域淋巴结转移

M:远处转移

M0　无远处转移

M1　有远处转移

pTNM 病理学分期

　　pT 和 pN 分期与临床 T 和 N 分期相对应,pM 见第 11 页。

G 组织病理学分级

见第 273 页定义。

分期

目前无推荐分期。

小结

结膜癌	
T1	≤5mm
T2	>5mm
T3	邻近结构
T4	眼眶和眶外
N1	区域

（杨建良 译　樊英 校）

结膜恶性黑色素瘤

（ICD-O C69.0）

分期原则

此分期适用于结膜恶性黑色素瘤,需经组织病理学确诊。

以下是 TNM 分期的检查流程:

T 分期　体格检查

N 分期　体格检查

M 分期　体格检查和影像学检查

区域淋巴结

区域淋巴结是耳前淋巴结、颌下淋巴结和颈部淋巴结。

TNM 临床分期

T:原发肿瘤

TX　原发肿瘤无法评估

T0　无原发肿瘤的证据

Tis　肿瘤局限在结膜上皮(原位)[1]

T1　球结膜恶性黑色素瘤

　　T1a　肿瘤不超过 1 个象限[2]

　　T1b　肿瘤超过 1 个但不超过 2 个象限

　　T1c　肿瘤超过 2 个但不超过 3 个象限

　　T1d　肿瘤超过 3 个象限

T2　非球结膜恶性黑色素瘤,侵及睑结膜、穹隆结膜,和(或)泪阜结膜

　　T2a　非泪阜肿瘤侵犯不超过 1 个象限

　　T2b　非泪阜肿瘤侵犯超过 1 个象限

　　T2c　泪阜肿瘤侵犯不超过 1 个象限

　　T2d　泪阜肿瘤侵犯超过 1 个象限

T3　恶性黑色素瘤局部侵犯:

　　T3a　眼球

　　T3b　眼睑

　　T3c　眼眶

　　T3d　副鼻窦

T4　恶性黑色素瘤侵犯中枢神经系统(CNS)

注:1. 原位恶性黑色素瘤(包括原发性获得性黑色素沉着症)异型细胞替代了超过 75% 的正常上皮厚度,带有上皮细胞的细胞学特征,包括丰富的胞浆,泡状核,显著的核仁,和(或)出现上皮内异型细胞巢。

　　2. 按照时钟定义象限,在角膜边缘(如 6,9,12,3 点位置)开始,从角膜中央扩展到并超出眼睑边缘,这将泪阜一分为二。

N:区域淋巴结

NX　区域淋巴结转移不能评价

N0　无区域淋巴结转移

N1　有区域淋巴结转移

M:远处转移

M0　无远处转移

M1　有远处转移

pTNM 病理学分期

pT:原发肿瘤

pTX　原发肿瘤无法评价

pT0　无原发肿瘤的证据

pTis　恶性黑色素瘤局限在结膜上皮(原位)*

pT1　球结膜恶性黑色素瘤

　　　pT1a　肿瘤厚度≤0.5mm,侵犯固有质

　　　pT1b　肿瘤厚度>0.5mm,但≤1.5mm,侵犯固
　　　　　　有质

　　　pT1c　肿瘤厚度>1.5mm,侵犯固有质

pT2　恶性黑色素瘤侵犯睑结膜,穹隆结膜,或泪阜结膜

　　　pT2a　肿瘤厚度≤0.5mm,侵犯固有质

　　　pT2b　肿瘤厚度>0.5mm,但≤1.5mm,侵犯固
　　　　　　有质

　　　pT2c　肿瘤厚度>1.5mm,侵犯固有质

pT3　恶性黑色素瘤侵犯眼、眼睑、鼻泪系统、副鼻窦或
　　　眼眶

pT4　恶性黑色素瘤侵犯中枢神经系统(CNS)

注：＊原位恶性黑色素瘤（包括原发性获得性黑色素沉
　　着症）异型细胞替代了超过75％的正常上皮厚度，
　　带有上皮细胞的细胞学特征，包括丰富的胞浆，泡状
　　核，显著的核仁，和（或）出现上皮内异型细胞巢。

pN：区域淋巴结

pN 分期与临床 N 分期相对应。

pM：远处转移

pM 分期见第 11 页。

G 组织病理学分级

组织病理学分级代表原发肿瘤的来源。

GX　起源不能确定

G0　原发性获得性黑变病不伴有细胞异型性

G1　结膜痣

G2　原发性获得性黑变病伴细胞异型性（只有上
　　皮病变）

G3　原发性获得性黑变病伴上皮细胞异型性及侵
　　袭性黑色素瘤

G4　新生恶性黑色素瘤

分期

目前无推荐分期。

小结

结膜恶性黑色素瘤		
T1　球结膜	pT1	球结膜
	pT1a	≤0.5mm,固有质
	pT1b	>0.5mm,但≤1.5mm,固有质
	pT1c	>1.5mm,固有质
T2　非球结膜	pT2	睑结膜,穹隆结膜,泪阜结膜
	pT2a	≤0.5mm,固有质
	pT2b	>0.5mm,但≤1.5mm,固有质
	pT2c	>1.5mm,固有质
T3　眼球,眼睑,眼眶,副鼻窦	pT3	眼,眼睑,鼻泪系统
T4　中枢神经系统	pT4	中枢神经系统

（杨建良　译　樊英　校）

葡萄膜恶性黑色素瘤

（ICD-O C69.3,4）

分期原则

该病需经组织病理学确诊。

以下是 TNM 分期的检查流程：

T 分期　体格检查；额外的方法如荧光血管造影和同位素检查可能提高评估的精确性

N 分期　体格检查

M 分期　体格检查和影像学检查

区域淋巴结

区域淋巴结是耳前淋巴结、颌下淋巴结和颈部淋巴结。

解剖分区

1. 虹膜（C69.4）

2. 睫状体（C69.4）

3. 脉络膜（C69.3）

TNM 临床分期

T：原发肿瘤

TX　原发肿瘤不能评估

T0　无原发肿瘤的证据

虹膜 *

T1　肿瘤局限在虹膜

　　T1a　肿瘤不超过 1 个象限

　　T1b　肿瘤超过 1 个象限

　　T1c　伴有继发性青光眼

T2　肿瘤融合或者侵入睫状体、脉络膜或两者均有

　　T2a　伴有继发性青光眼

T3　肿瘤融合或者侵入睫状体、脉络膜或两者均有，伴有巩膜受侵

　　T3a　伴有继发性青光眼

T4　肿瘤伴有巩膜外受侵

　　T4a　直径≤5mm

　　T4b　直径 >5mm

注：* 虹膜恶性黑色素瘤起源于并且主要位于葡萄膜这个部位。如果肿瘤位于虹膜的体积不到一半，肿瘤可能起源于睫状体，则应该考虑据此分类。

睫状体和脉络膜

　　原发睫状体和脉络膜的恶性黑色素瘤按照如下四个肿瘤大小分类。

T1　肿瘤大小分类 1

　　T1a　无睫状体受侵，无眼外扩展

厚度（mm）	最大基底直径（mm）						
	<3.0	3.1~6.0	6.1~9.0	9.1~12.0	12.1~15.0	15.1~18.0	>18.0
>15					4	4	4
12.1~15.0				3	3	4	4
9.1~12.0		3	3	3	3	3	4
6.1~9.0	2	2	2	2	3	3	4
3.1~6.0	1	1	1	1	2	2	4
≤3.0	1	1	1	1	2	2	4

基于厚度和直径的睫状体和脉络膜恶性黑色素瘤分期。

T1b　睫状体受侵

T1c　无睫状体受侵,但有眼外扩展,直径≤5mm

T1d　睫状体受侵,并且有眼外扩展,直径≤5mm

T2　肿瘤大小分类2

T2a　无睫状体受侵,无眼外扩展

T2b　睫状体受侵

T2c　无睫状体受侵,但有眼外扩展,直径≤5mm

T2d　睫状体受侵,并且有眼外扩展,直径≤5mm

T3　肿瘤大小分类3

T3a　无睫状体受侵,无眼外扩展

T3b　睫状体受侵

T3c　无睫状体受侵,但有眼外扩展,直径≤5mm

T3d　睫状体受侵,并且有眼外扩展,直径≤5mm

T4　肿瘤大小分类4

T4a　无睫状体受侵,无眼外扩展

T4b　睫状体受侵

T4c　无睫状体受侵,但有眼外扩展,直径≤5mm

T4d　睫状体受侵,并且有眼外扩展,直径≤5mm

T4e　任何肿瘤体积,有眼外扩展,直径>5mm

注:1. 在临床实践中,最大肿瘤基底直径可以用视乳头直径(dd)来估计(平均1dd＝1.5mm)。肿瘤隆起度可以用屈光度来估计(平均2.5个屈光度＝1mm)。然而,可以利用例如超声图像、眼底照相技术提供更为精确的测量。睫状体受侵可以用裂隙灯、检眼镜、前房角镜和透视法来评估。而高频超声(超声组织显微镜)可用于更精确地评

估。术前或术中采用超声、CT、MRI,可以直观地
评价巩膜侵犯。

2. 当组织标本被固定以后,进行组织病理学测量
记录时,由于组织萎缩,肿瘤直径和厚度可能被
低估。

N:区域淋巴结

NX 区域淋巴结转移不能确定

N0 无区域淋巴结转移

N1 有区域淋巴结转移

M:远处转移

M0 无远处转移

M1 有远处转移

pTNM 病理学分期

pT 和 pN 分期与临床 T 和 N 分期相对应。pM 分
期见第 11 页。

分期

Ⅰ期	T1a	N0	M0
ⅡA期	T1b－d，T2a	N0	M0
ⅡB期	T2b，T3a	N0	M0
ⅢA期	T2c－d	N0	M0
	T3b－c	N0	M0
	T4a	N0	M0
ⅢB期	T3d	N0	M0
	T4b－c	N0	M0
ⅢC期	T4d－e	N0	M0
Ⅳ期	任何T	N1	M0
	任何T	任何N	M1

小结

葡萄膜恶性黑色素瘤

虹膜恶性黑色素瘤

T1　局限在虹膜
　　　T1a　≤1 个象限
　　　T1b　>1 个象限
　　　T1c　青光眼
T2　侵入睫状体/脉络膜
　　　T2a　伴有青光眼
T3　巩膜受侵
　　　T3a　伴有青光眼
T4　巩膜外受侵
　　　T4a　≤5mm
　　　T4b　>5mm

睫状体和脉络膜恶性黑色素瘤

T1　分类 1
　　　T1a　无眼外受侵
　　　T1b　镜下眼外受侵
　　　T1c　肉眼眼外受侵
T2　分类 2
　　　T2a　无眼外受侵
　　　T2b　镜下眼外受侵
　　　T2c　肉眼眼外受侵
T3　分类 3
T4　T3 并且有眼外受侵

所有部位

N1　区域淋巴结

（杨建良 译 樊英 校）

视网膜母细胞瘤

（ICD-O C69.2）

分期原则

双侧都有病变时,两眼应该分别分期。此分期不适用于完全自发性消退的肿瘤。应该经组织学证实在摘除的眼球中存在该病。

以下是 TNM 分期的检查流程:

T 分期　体格检查和影像学检查

N 分期　体格检查

M 分期　体格检查和影像学检查;骨髓和脑脊液检查可能提高评估的精确性

区域淋巴结

区域淋巴结是耳前淋巴结,颌下淋巴结和颈部淋巴结。

TNM 临床分期

T:原发肿瘤

TX　原发肿瘤无法评估

T0　无原发肿瘤的证据

■ T1　肿瘤不超过眼体积的 2/3,不伴有玻璃体或视网膜

下出血

T1a 任意一侧眼的肿瘤最大直径≤3mm,或者距离视神经或中央凹≥1.5mm

T1b 至少一个肿瘤的最大直径>3mm或者距离视神经或中央凹<1.5mm,无视网膜剥离,或从肿瘤基底至视网膜下积液≤5mm

T1c 至少一个肿瘤的最大直径>3mm或者距离视神经或中央凹<1.5mm,伴有视网膜剥离,或从肿瘤基底至视网膜下积液>5mm

T2 肿瘤不超过眼体积的2/3,伴有玻璃体或视网膜下出血及视网膜剥离

T2a 肿瘤伴有局部玻璃体和(或)视网膜下出血,有少量肿瘤细胞聚集,但是无大团肿瘤细胞或"雪球"

T2b 肿瘤伴有大块的玻璃体和(或)视网膜下出血,有弥漫分布的大团肿瘤细胞或"雪球"

T3 严重的眼内疾病

T3a 肿瘤超过眼体积的2/3

T3b 出现一个或多个并发症:可能包括肿瘤相关新生血管或闭角型青光眼,肿瘤侵犯前房,前房出血,玻璃体出血或眶内蜂窝织炎

T4 眼外肿瘤

T4a 侵犯视神经

T4b 侵入眼眶

T4c 侵达颅内,未经过视交叉

T4d 侵达颅内,经过视交叉

N:区域淋巴结

NX　区域淋巴结转移不能评估

N0　无区域淋巴结转移

N1　有区域淋巴结转移

M:远处转移

M0　无远处转移

M1　有远处转移

pTNM 病理学分期

pT:原发肿瘤

pTX　原发肿瘤无法评估

pT0　无原发肿瘤的证据

pT1　肿瘤局限于眼,无视神经或脉络膜受侵

pT2　肿瘤轻微侵犯视神经和(或)脉络膜

  pT2a　肿瘤浅表性侵犯视神经头部,不超过筛板, 或肿瘤局部侵犯脉络膜

  pT2b　肿瘤浅表性侵犯视神经头部,不超过筛板,合并肿瘤局部侵犯脉络膜

pT3　肿瘤明显侵犯视神经和(或)脉络膜

  pT3a　肿瘤侵犯视神经超过筛板,但未达外科切缘,或肿瘤明显侵犯脉络膜

  pT3b　肿瘤侵犯视神经超过筛板,但未达外科切缘,合并肿瘤明显侵犯脉络膜

pT4　肿瘤侵犯视神经达外科切缘,或眼外受侵

pT4a 肿瘤侵犯视神经达外科切缘,无眼外受侵

pT4b 肿瘤侵犯视神经达外科切缘,合并眼外受侵

pN:区域淋巴结

pNX 区域淋巴结转移不能确定

pN0 无区域淋巴结转移

pN1 有区域淋巴结转移(耳前淋巴结,颈部淋巴结)

pN2 远处淋巴结转移

pM:远处转移

M0 无远处转移

pM1 有远处转移

pM1a 中枢神经系统以外的单一部位转移

pM1b 中枢神经系统以外的多个部位转移

pM1c 中枢神经系统转移

pM1d 播散的肿块,无软脑膜和(或)脑脊液侵犯

pM1e 软脑膜和(或)脑脊液侵犯

分期

目前无推荐分期。

小结

视网膜母细胞瘤			
T1	不超过眼体积的2/3，不伴有玻璃体或视网膜下出血	pT1	肿瘤局限于眼
	T1a ≤3mm，距离视神经或中央凹≥1.5mm		
	T1b 一个肿瘤>3mm或者距离视神经或中央凹<1.5mm		
	T1c 一个肿瘤>3mm或者距离视神经或中央凹<1.5mm，伴有视网膜剥离/从肿瘤基底至视网膜下积液>5mm		
T2	肿瘤不超过眼体积的2/3,伴有玻璃体或视网膜下出血及视网膜剥离	pT2	轻微侵犯视神经和（或）脉络膜
	T2a 局部玻璃体和(或)视网膜下出血	pT2a	浅表性侵犯视神经
	T2b 大块的玻璃体和(或)视网膜下出血	pT2b	浅表性侵犯视神经，局部侵犯脉络膜
T3	严重的眼内疾病	pT3	肿瘤明显侵犯视神经和(或)脉络膜

	T3a	超过眼体积的2/3	pT3a	侵犯视神经超过筛板,未达外科切缘,或肿瘤明显侵犯脉络膜
	T3b	多于一个并发症	pT3b	侵犯视神经超过筛板,未达外科切缘,合并肿瘤明显侵犯脉络膜
T4	眼外肿瘤		pT4	侵犯视神经达外科切缘,或眼外受侵
	T4a	视神经	pT4a	侵犯视神经达外科切缘,无眼外受侵
	T4b	眼眶	pT4b	侵犯视神经达外科切缘,合并眼外受侵
	T4c	颅内,未经过视交叉		
	T4d	颅内,经过视交叉		
N1	区域淋巴结			
pM1	远处转移			
	pM1a	中枢神经系统以外的单一部位转移		
	pM1b	中枢神经系统以外的多个部位转移		
	pM1c	中枢神经系统转移		
	pM1d	播散的肿块,无软脑膜和(或)脑脊液侵犯		
	pM1e	软脑膜和(或)脑脊液侵犯		

(杨建良 译   樊英 校)

眼眶肉瘤

（ICD-O C69.6）

分期原则

此分期适用于软组织和骨肉瘤。需经组织病理学证实，并根据组织学类型进行分类。

以下是 TNM 分期的检查流程：

T 分期　体格检查和影像学检查

N 分期　体格检查

M 分期　体格检查和影像学检查

区域淋巴结

区域淋巴结是耳前淋巴结、颌下淋巴结和颈部淋巴结。

TNM 临床分期

T：原发肿瘤

TX　原发肿瘤无法评估

T0　无原发肿瘤的证据

T1　肿瘤最大直径≤15mm

T2　肿瘤最大直径＞15mm，未侵犯眼球或骨壁

T3　任何大小肿瘤，侵犯眼眶软组织和（或）骨壁

T4　肿瘤侵犯眼球或眼眶周围结构，如眼睑，颞窝，鼻腔和副鼻窦，和（或）中枢神经系统

N:区域淋巴结

NX 区域淋巴结转移不能评估

N0 无区域淋巴结转移

N1 有区域淋巴结转移

M:远处转移

M0 无远处转移

M1 有远处转移

pTNM 病理学分期

pT 和 pN 分期与临床 T 和 N 分期相对应,pM 分期见第 11 页。

G 组织病理学分级

见第 273 页定义。

应报告肿瘤的组织病理学分级。

分期

目前无推荐分期。

小结

眼眶肉瘤	
T1	≤15mm
T2	>15mm
T3	侵犯眼眶软组织和(或)骨性壁
T4	肿瘤侵犯眼球或眼眶周围结构
N1	区域淋巴结

（杨建良 译 樊英 校）

泪腺癌

（ICD-O C69.5）

分期原则

该病需经组织病理学确诊，并根据组织学类型进行分类。

以下是 TNM 分期的检查流程：

T 分期　体格检查和影像学检查

N 分期　体格检查

M 分期　体格检查和影像学检查

区域淋巴结

区域淋巴结是耳前淋巴结、颌下淋巴结和颈部淋巴结。

TNM 临床分期

T：原发肿瘤

TX　原发肿瘤无法评估

T0　无原发肿瘤的证据

T1　肿瘤最大直径≤2cm，局限于泪腺

T2　肿瘤最大直径>2cm，但≤4cm，局限于泪腺

T3　肿瘤最大直径>4cm，或侵犯泪腺以外的眼眶软组

织,包括视神经或眼球

T4 肿瘤侵犯骨膜或眼眶骨或邻近结构

    T4a   肿瘤侵犯骨膜

    T4b   肿瘤侵犯眼眶

    T4c   肿瘤侵犯邻近结构(脑,鼻窦,翼状窝,颞窝)

N:区域淋巴结

NX   区域淋巴结转移不能确定

N0   无区域淋巴结转移

N1   有区域淋巴结转移

M:远处转移

M0   无远处转移

M1   有远处转移

pTNM 病理学分期

    pT 和 pN 分期与临床 T 和 N 分期相对应,pM 分期见第 11 页。

G 组织病理学分级

    GX   分化程度不能评估

    G1   高分化

    G2   中分化;包括不含基底细胞样(实性)成分的腺样囊性癌

    G3   低分化;包括含有基底细胞样(实性)成分的腺样囊性癌

G4　未分化

分期

目前无推荐分期。

小结

泪腺癌
T1　≤2cm,局限于泪腺
T2　>2cm,但≤4cm,局限于泪腺
T3　>4cm,侵犯泪腺以外的眼眶软组织,包括视神经或眼球
T4　骨膜、眼眶骨或邻近结构
T4a　骨膜
T4b　眼眶
T4c　邻近结构
N1　区域淋巴结

（杨建良 译　樊英 校）

霍奇金淋巴瘤

导言

目前对霍奇金淋巴瘤进行 TNM 分期是不现实的。

在 1971 年对霍奇金淋巴瘤制定了 Ann Arbor 分期后,对分期产生主要影响的两个重要研究资料的意义得到了重视。第一个是,淋巴结外病变,如果为局限性,或与邻近淋巴结相关,则对患者的生存不产生不良影响。第二个是,腹腔镜脾脏切除术成为获得更多腹腔内病变程度信息的方法。

基于腹腔镜手术获得的脾脏和淋巴结的组织病理学检查的分期,不能与那些未进行这些检查得到的分期相比较。因此将同时列出两个分期系统,一个是临床分期(cS),一个是病理分期(pS)。

临床分期(cS)

临床分期描述了霍奇金淋巴瘤的解剖学范围,形成了治疗决策的基础。它由病史、体格检查、影像学检查和血液分析确定。在经选择的患者中骨髓活检是必要的,必须在临床上或影像学上的非受侵的骨区域活检。

肝受侵

肝受侵的临床证据必须包括肝增大,至少有血清碱性磷酸酶水平异常,和两次不同的肝功能检测异常,或影像学发现的肝脏异常和一项肝功能检测值异常。

脾受侵

如果有可触及的并由影像学确认的脾增大,作为脾受侵的临床证据是可以接受的。

淋巴结和结外病变

淋巴结构如下:

- 淋巴结
- 韦氏环
- 脾
- 阑尾
- 胸腺
- Peyer 氏集结

淋巴结按区域分组,一个或更多部位可受侵,脾受侵标记为 S,结外器官或部位受侵用 E 表示。

肺受侵

肺受侵限于 1 个肺叶,或与同侧淋巴结病变相关的肺门周围侵犯。或单侧胸膜渗出,伴或不伴肺受侵,但伴有肺门淋巴结病变,被认为是局限的结外病变。

肝受侵

肝受侵通常被认为是弥漫性结外病变。

病理分期（pS）

病理分期按照临床分期提供的临床信息，并以分期性剖腹探查术和脾切除术获得的信息作为补充。由于目前的治疗方案总是包括了系统治疗，分期性剖腹探查术已不再进行，通常无法获得病理分期。

组织病理学资料

采用相应的符号标记获得的组织标本。以下符号通常用于 TNM 分期中的所有远处转移区域（或 M1 分期）。但是，为了与 Ann Arbor 分期保持一致，也列出了 TNM 分期中使用的符号标记的首字母。

肺	PUL 或 L	骨髓	MAR 或 M
骨	OSS 或 O	胸膜	PLE 或 P
肝	HEP 或 H	腹膜	PER
脑	BRA	肾上腺	ADR
淋巴结	LYM 或 N	皮肤	SKI 或 D
其他	OTH		

临床分期（cS）

Ⅰ期

单一淋巴结区受侵（Ⅰ）；单一结外器官或部位的局限受侵（Ⅰ_E）

Ⅱ期

横膈同侧的两个或多个淋巴结区受侵（Ⅱ）；横膈同侧

的单一结外器官或部位的局限受侵伴有区域淋巴结受侵,可伴有或不伴有其他淋巴结区受侵(II_E)

注:淋巴结受侵区域的数量可以用脚标标出(例如 II_4,第 301 页)。

III 期

横膈两侧的淋巴结区受侵(III),可伴有受侵淋巴结邻近的局限性结外侵犯(III_E),或伴有脾脏受侵(III_S),或两者均受侵(III_{E+S})

IV 期

播散性(多灶的)的一个或多个结外淋巴器官受侵,可伴有或不伴有相关淋巴结受侵;孤立的结外淋巴器官受侵,伴有远处(非区域)淋巴结的侵犯

注:IV 期淋巴瘤的受侵部位可以进一步用上面列出的符号专门标出。

A 和 B 分类(症状)

每一期别还应根据有无特定的全身症状而分为 A 组或 B 组。这些症状是:

1. 诊断前 6 个月内无法解释的体重减轻超过平时体重的 10%

2. 无法解释的发热,体温超过 38℃

3. 盗汗

注:单纯瘙痒不能视为 B 症状,同样,与可疑感染有关的短暂发热也不能视为 B 症状。

病理分期(pS)

　　4个分期的标准与临床分期相同,但是增加了通过剖腹探查术获得的信息。脾切除,肝活检,淋巴结活检,骨髓活检,在确定病理分期时是必须做的。

小结

分期	霍奇金淋巴瘤	亚分期
I 期	单一淋巴结区;局限单一结外器官或部位	I$_E$
II 期	横膈同侧的两个或多个淋巴结区 单一结外器官或部位的局限受侵伴有区域淋巴结受侵,±横膈同侧其他淋巴结区受侵	II$_E$
III 期	横膈两侧的淋巴结区受侵+局限性结外侵犯 脾脏受侵 两者均有	III$_E$ III$_S$ III$_{S+E}$
IV 期	播散性(多灶的)的结外淋巴器官受侵±相关淋巴结受侵;孤立的结外淋巴器官受侵,和非区域淋巴结侵犯	
各期分为	无体重丢失、发热、盗汗 有体重丢失、发热、盗汗	A B

（杨建良 译　樊英 校）

非霍奇金淋巴瘤

非霍奇金淋巴瘤的分期与霍奇金淋巴瘤分期一致（见第 301 页）。

（杨建良 译 樊英 校）